カルテは こう書け！

目からウロコ 「総合プロブレム方式」

【編集】内科学研鑽会

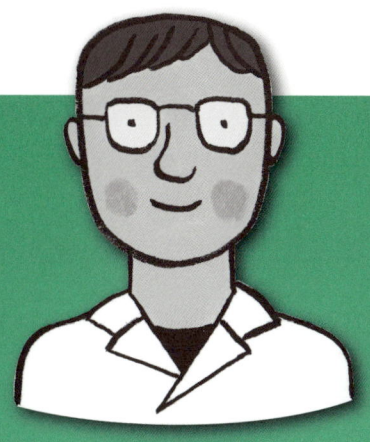

株式会社 新興医学出版社

How to Write Medical Records:
An Easy and Practical Guide to the Integrated Problem System

ⓒ First edition, 2013 published by
SHINKOH IGAKU SHUPPAN CO., LTD., TOKYO.
Printed & bound in Japan

■ 編集・執筆者一覧

編集

内科学研鑽会

編集代表

大友　宣	衣笠病院内科　医長
池上　良	静岡赤十字病院内科　副部長
今泉 貴広	中部ろうさい病院腎臓内科
森田 浩之	岐阜大学大学院医学系研究科総合病態内科学分野　准教授

執筆（執筆順）

大友　宣	衣笠病院内科　医長
加藤 誓子	JA愛知厚生連豊田厚生病院内科
藤岡　圭	岐阜大学医学部附属病院総合内科　助教
保井 光仁	前・JA愛知厚生連海南病院総合内科
今泉 貴広	中部ろうさい病院腎臓内科
田中 孝正	市立堺病院総合内科
池上　良	静岡赤十字病院内科　副部長
浜田　禅	市立堺病院腎代謝免疫内科　副医長
岡田 英之	岐阜大学医学部附属病院総合内科

コラムのみ執筆（執筆順）

三島 信彦	JA愛知厚生連海南病院　副院長
森田 浩之	岐阜大学大学院医学系研究科総合病態内科学分野　准教授
小田切 拓也	聖隷三方原病院ホスピス科　医長

推薦の序

"初心忘るるべからず"と殊更に言うのは，人はしょせん初心を忘れるものだからです．中には私情の動機を生涯忘れない御仁もおりますが，たいがい初心は忘却の彼方へと遠ざかります．医学部を出て医師免許を手にしたときは，一人前の医師となって部分作業だけではなく自分の力で病む人を治したい，という大層な志を心に抱いたでしょう．

ところが，そのうち初心はすっかり忘れて惰性に流れ，まあこんなところでいい，などと秘かに言い訳を一人でつぶやくのです．どうしてそうなってしまうのでしょうか？　あれほど思い定めたと思った志がどうして自分の心から潰えてしまうのでしょう？

それは，その方法が判らなかったからです．エベレストに登りたいと思っても，八千メートルを登る方法を身に着けていなければ，単に願望するだけで終わってしまうのと同じことです．

我こそは医師たるべき医師であろうと思うまではよかったのですが，無念にもその方法が判らなかったのです．自分では判っていたつもりでした．だが白紙のままの複雑な患者に向かうと，学生時代に知識をつめ込んではきたけれど，いったい何をどうすればよいかの方法を身に着けていないことを思い知らされるのです．方法を知ってさえいれば，エベレストだろうがマナスルだろうが，何でも望みのままのはずでした．でも何処を見てもそんな方法を教えてくれるものは見当たりません．優れた人たちの実診療を垣間見ても，どうしてあのように的確に事に処してゆけるかの頭の中が見えません．

もし方法が判りさえすれば，けっして初心を投げ出しはしないのに．そう独語する人たちに，この本は心強い頼りがいのある味方となってくれるでしょう．外からは窺い知れなかった頭の中が言語化されて平易に判りやすく書かれてあるのです．評論が巧みでもヒットを打てるわけではありませんが，ここでは実力強打者たちが，一，二はさておき，日常実践している打法をいくつもの実例で披露しているのですから，あとはひたすら実戦練習です．研鑽の道は遠い．しかしひとたび方法を身に着ければ，それからあとはどの山でも登る行為の対象にすぎなくなります．思い迷ったり嘆いたりせずに，まっすぐに研鑽の道を行くとき，初心は願望でなくて目標となることでしょう．

2012年の秋

前内科学研鑽会代表

栗本　秀彦

序　〜主治医になるための練習〜

　あなたの研修に「主治医になるための練習」は含まれていますか？　臨床研修制度や後期研修の中でローテーションしながら様々な症候や疾患に出合うようになりました．エビデンスをよく勉強して，上手な切り口で臨床推論を行う研修の先生はたくさんいます．様々な研修で患者の一部分を切り取りそれに対してアプローチする手法も大変多くなりました．しかし，それだけでは「主治医になるための練習」は不十分です．患者の持つすべての医学的問題を適切に分けること，分けた問題を病態生理に基づいて適切に考えること，分けた問題をまとめて患者の持つ医学的問題全体について考えることができなくてはなりません．

　本書で紹介する「総合プロブレム方式」は，内科医として臓器だけを対象とするのではなく，患者の主治医として機能することを真剣に考え追求する中でうまれてきた診療形式です．残念ながら「主治医の機能」が従来の臓器別診療の中では軽視される傾向がありました．しかし，この「主治医の機能」が医療において重要であると考える人が増え，その流れの中で2年間の臨床研修を必修化する研修制度の改革が行われました．とはいえ，実際には主治医の機能を合理的にはたすための具体的な方法を持たないために困惑している指導医や研修医が多くいます．

　われわれ内科学研鑽会では，主治医の機能をはたすための診療形式として総合プロブレム方式を推奨し，これに基づく診療を実践してきました．診療の形式は実際にはカルテの形式に反映されます．このカルテの形式は，1968年にWeedが提唱したPOS（problem oriented system）を参考にして同じ記号を使いますが，これを改良して主治医機能を重視し，規則のあいまいさをなくしたものです．この形式は，患者の持つ複数の病気を同時に管理できるという点，混沌とした状態から能率的に診断・治療ができるという点，そして患者に関する徹底した情報収集と分析を通して，概念としての「疾患」ではなく，実在する「患者の病気」を深く理解できるという点において，極めて優れた形式です．カルテを総合プロブレム方式に従って書くことで，主治医機能をはたす診療形式を実践できます．

　本書は2つの章で構成されています．第1章では総論として総合プロブレム方式を概説します．続く第2章では10の症例を通して総合プロブレム方式を体験していただきます．それによって総合プロブレム方式の基本を学び，今後自己学習を進め，臨床の場で実践するためのきっかけにしていただきたいと考えています．

　さあ，「主治医になるための練習」をはじめましょう．

　2012年秋

大友　宣

――本書を故・保井光仁君へささげます

目　次

第1章　総合プロブレム方式による真の診断への道
（大友　宣）

I　主治医になる ― 3
- LECTURE 01　主治医って何だろう？ … 3
- LECTURE 02　総合プロブレム方式はどのように行われるか？ … 4

II　プロブレムリストを作る ― 7
- LECTURE 03　十分な基礎資料を収集しよう！ … 7
- LECTURE 04　プロブレムリストを作成する意義は？ … 7
- LECTURE 05　プロブレムリストを作ってみよう！ … 9
- LECTURE 06　入院時要約（サマリー）を作成しよう！ … 13

III　プロブレムリストを使う ― 15
- LECTURE 07　経過記録を書いてみよう！ … 15
- LECTURE 08　プロブレムを展開しよう！ … 16
- LECTURE 09　暫定番号を使ってみよう！ … 17
- LECTURE 10　展開を練習してみよう！ … 18
- LECTURE 11　退院時要約（サマリー）を書いてみよう！ … 20
- LECTURE 12　外来診療のカルテの書き方は？ … 21
- LECTURE 13　総合プロブレム方式の特徴と利点は？ … 22

第2章　真の診断に至る練習帳

I　プロブレムリストを作ろう ― 27
- CASE 01　息切れを主訴に受診した75歳男性 …（加藤誓子）27
- CASE 02　全身倦怠感，口渇で受診した33歳男性 …（藤岡　圭）32

II プロブレムどうしの関係を考えよう ― 37

  CASE 03 全身性浮腫，息切れで入院した 57 歳女性 ……………（加藤誓子）37
  CASE 04 嚥下障害と咳を訴えて来院した 81 歳女性 ……………（保井光仁）42

III プロブレムを展開しよう ― 47

  CASE 05 膝痛と発熱のため来院した 83 歳女性 …………………（今泉貴広）47
  CASE 06 腹部膨満感を主訴に入院した 61 歳男性 ………………（田中孝正）52

IV 病態生理で考えよう ― 57

  CASE 07 高度貧血のため入院した 56 歳男性 ……………………（池上　良）57
  CASE 08 両下肢のしびれのため受診した 57 歳男性 ……………（今泉貴広）64

V 診断に近づこう ― 69

  CASE 09 結腸癌手術前に発熱を生じた 84 歳男性 ………………（浜田　禅）69
  CASE 10 四肢浮腫，肩関節痛を主訴に来院した 75 歳男性 ………（岡田英之）73

索　引 ……………………………………………………………………………………… 79

コラム

① 診察室より，30 余年の経験から
  ──その 1 ………………（三島信彦）5
② "決める" ということ ………（加藤誓子）6
③ いつも手から ………………（森田浩之）14
④ 臨床で "わかった" と感じるとき
  ………………………（小田切拓也）23
⑤ 過去の資料の解読 …………（今泉貴広）24
⑥ 経管栄養から思ったこと ……（加藤誓子）41
⑦ 気をつけよう，ノートパソコンとの
  にらめっこ ………………（森田浩之）45
⑧ 診察室より，30 余年の経験から
  ──その 2 ………………（三島信彦）46
⑨ 減塩ってすごい ……………（加藤誓子）51
⑩ 紅茶の範疇 …………………（田中孝正）56
⑪ 原因と結果 …………………（池上　良）63
⑫ "いつもどおりにやる" ということ
  ………………………（今泉貴広）68
⑬ 緩和ケア科における総合プロブレム方式
  の活用 ……………………（小田切拓也）78

登場人物の紹介

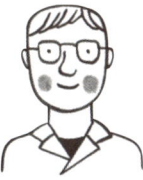

Dr. 森本

総合内科で研修センターを担当している10年目の中堅医師．温厚な性格で，研修医からいつも症例について相談されるなど，すっかり頼りにされている．あだ名は"総合プロブレム方式の伝道師"．趣味は釣り．外科の先生のメスさばきに負けず劣らずの包丁さばきで，自ら魚も調理する．

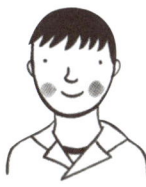

研 太

研修医2年目．学生時代は勉強よりサッカーに熱中した体育会系．自他ともになんとなく整形外科に進むものと思っていたが，アフリカへの旅がきっかけで感染症内科を目指し始める．ややおおざっぱなところがあるが，咲紀に負けないように最近は秘かに一人でよく勉強するようにもなった．現在はボルダリングにはまっている．

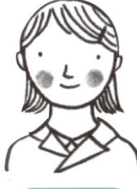

咲 紀

研太と同じく研修医2年目．3代続く病院の一人娘．開業医の祖父や父の背中を見て育ち，跡を継ぐために幼い頃からあたりまえのように医師を志してきた．将来は総合内科か膠原病内科を専門にしようと思っている．帰国子女で英語が堪能．ふだんは冷静沈着だが，研太のことをほうっておけない世話好きな一面も．趣味はピアノ．

表紙カバー人物イラスト・本文イラスト／かるべめぐみ

第1章

総合プロブレム方式による真の診断への道

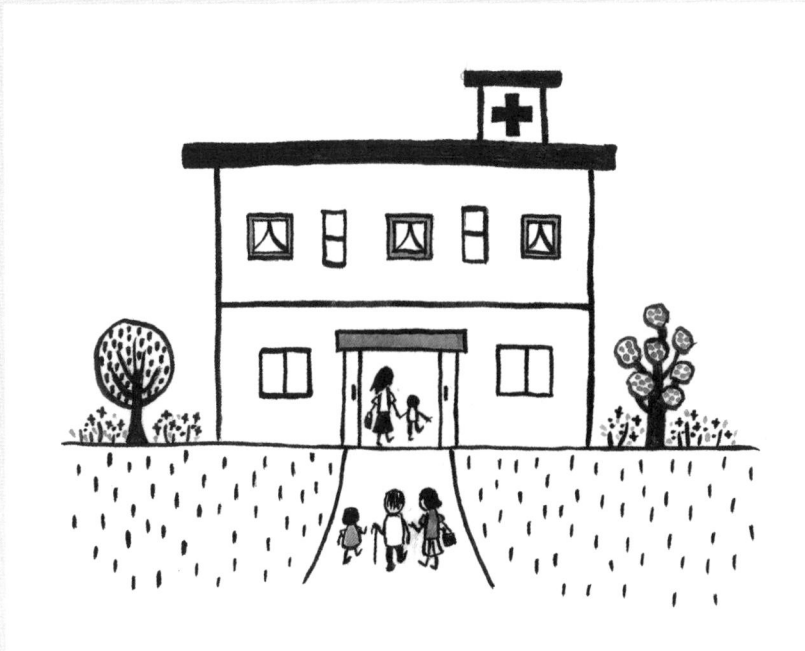

I 主治医になる

II プロブレムリストを作る

III プロブレムリストを使う

I 主治医になる

LECTURE 01 主治医って何だろう？

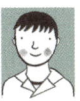**研太** あーあ，今日も疲れたなー．先週入院してきた患者さんなんだけど，なかなか診断がつかなくって……．

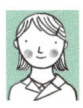**咲紀** どんなふうだったの？

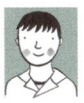不明熱の患者さんなんだけど，消化器科にコンサルトしたら「消化器科的には問題ありません」って言われて，呼吸器科にコンサルトしたら「呼吸器科的には問題ありません」って言われて，耳鼻科では「耳鼻科的には問題ありません」って言われて……．どの科でも問題なければ診断つかないよって思って……．

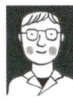**Dr. 森本** 研太くんは研修中ですが，この患者さんの主治医になったのですから，もう少し別の考え方をしてもいいのではないでしょうか？

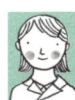どんなふうにするんですか？

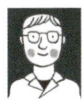研太くんは臓器別の診療を行っているように思います．臓器別の診療では，その臓器に問題があるかどうかを診断していきます．この患者さんの循環器には問題があるか，この患者さんの消化器には問題があるか，などです．その臓器に問題がなければ，他の臓器に原因を求めるということになります．その臓器に問題がないか検査を行い，問題があれば治療を行い，問題がなければ他の臓器に問題を探す，ということが臓器別診療です．

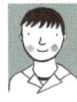そうですね，そういうふうにやっていました．でも，ほかにどういうふうにやったらいいんですか？

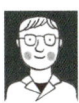主治医は，患者さんの持っているすべての病気について責任を持って医学診療を行うこと，そして病気に付随する患者さんの状態に配慮していくことが求められています．この患者さんは病気を持っているか，持っているとすればそれは何か，という問いが必要になってきます．この問いは「この臓器に問題があるか」という問いと本質的に違います．

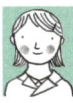そんなに違うんですか？

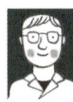主治医は，自分が得意だったり関心があったりする病気だけでなく，患者さんの病気のすべてを把握し管理していく必要があります．そこには特定の臓器だけを診るのとは異なる特有の働きがあるはずです．

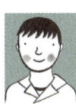具体的にはどんなふうにやっていくんですか？

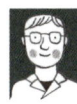では，今日は研太くんと咲紀さんと一緒に，主治医診療の仕方の一つである「総合プロブレム方式」について勉強していきましょう．

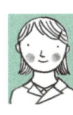総合プロブレム方式？

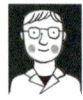そうです，総合プロブレム方式です．総合プロブレム方式は，主治医の機能を果たすための具体的な方法なのです．総合プロブレム方式を実践することで，主治医の機能を果たすことができます．この方式に従って診療をすると，合理的に診断や治療を進めていくことができるようになると思いますよ．

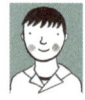それはいいですね．さっそく教えて下さい．

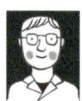総合プロブレム方式では，主治医の働きを以下のように考えています．
① プロブレムリストを作成する
② プロブレムリストを管理する
③ 最大プロブレムを担当し，かつ，一過性，軽度，小プロブレムを引き受ける
④ 栄養，睡眠，排泄，心理を引き受ける
⑤ 家族，財政，仕事などに配慮し助言する

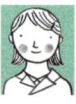何だか形式張っていますね．診療している感じにみえないですね．

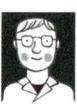総合プロブレム方式は，ある形式に従って診療を行っていきます．「中身があれば形式などはどうでも良い」と考える人もいますが，実際にはこれは大きな間違いです．ある形式に従って情報を収集し，考え，実行すること，そして，それを記載することではじめて，患者さんの全体にかかわり，決定し，決定した責任を負うことが可能となります．自分の好き勝手にカルテを記載することは，好き勝手に診療していることにほかなりません．はじめは面倒に思いますが，慣れてくると優れた方法であることがわかってきます．

ふーん．そんなもんですかね．

LECTURE 02　総合プロブレム方式はどのように行われるか？

総合プロブレム方式に沿って診療していきカルテを書くことで，患者さんを知っていくことができます．診療の中で特に重要なことは
① 十分な情報を集めること
② 集めた情報を整理して考えること

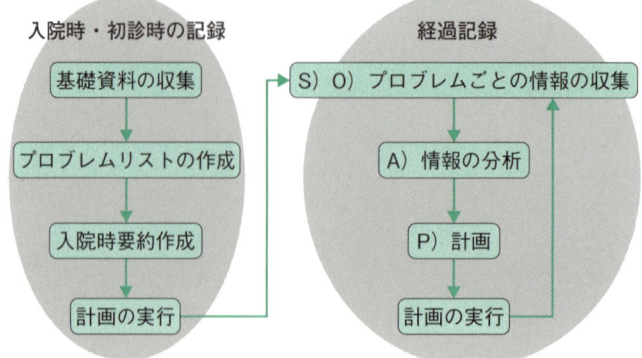

図1　総合プロブレム方式の基本構造

です．そのプロセスは**図1**のようになります．

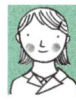
　どこかでみたことがあります．problem oriented system（POS）と同じですね．

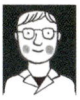
　そうです．よく勉強していますね．総合プロブレム方式はPOSをもとに作られていますが，あいまいな部分をより厳密にすることで，主治医としての機能を発揮できるよう工夫されています．POSを理解できていれば，総合プロブレム方式をマスターするのはあまり難しくはありません．

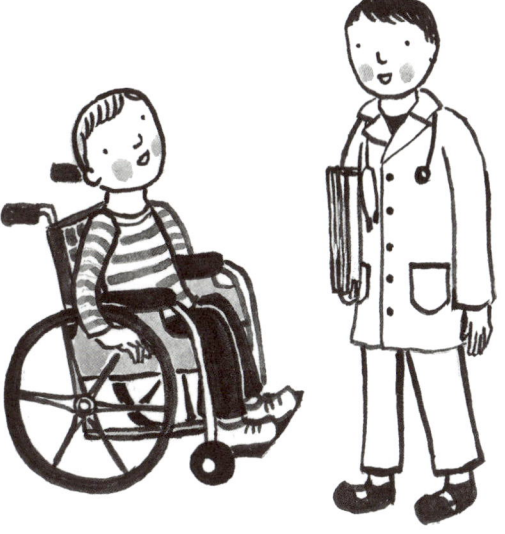

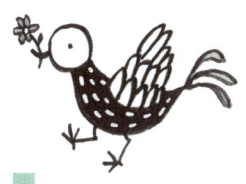

コラム❶ 診察室より，30余年の経験から——その1

「ほかに心配なことはありませんか？」
　初診の患者さんに，診察の最後にこう問いかけてみて下さい．まだ話していない心配事が患者さんにあれば，それに気づくことができます．なければ，お互いに診察の終了を確認することができます．そしてこの問いかけには，「今日の受診に満足いただけましたか？」という気持ちを込めて下さい．患者さんの受診満足度は高まるはずですし，あなたも気持ち良く診察を終了することができます．

　「当専門科の病気はないので診察終了．もう来なくてよろしい」と言って，患者さんの症状を説明しないまま診察室から追い出すことのないように．患者さんは同じ診察室には戻らないでしょうが，ほかの診察室で同じ症状を訴えることになります．これでは社会の医療ニーズに応えることができません．
　診察では患者さんの訴え，症状にきちっと向き合って，真摯に答えるよう努めましょう．その診察姿勢はあなたの診断能力を少しずつ高めてくれるはずです．

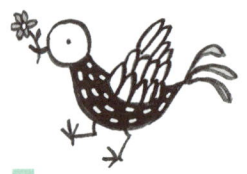

コラム ❷ "決める" ということ

　医師になって3年目，後期研修医となりいよいよ主治医として患者さんを受け持つことになりました．毎夕，指導医とのカンファレンスがありましたが，患者さんの概要を話した後には決まって「で，先生はどうするの？」と聞かれました．私はいつも言葉に詰まり，指導医のその言葉をプレッシャーに感じたものでした．当時の私は，自分なりの結論を持たないまま，指導医が何かヒントを言ってくれるのを耳を澄まして待っていたのだと，今になって思い返します．

　細菌性肺炎や尿路感染であれば，治療は抗生物質です．抗生物質を始めたら，今度はその治療が効いているかどうか判断しなければなりません．白血球数やCRPの値は少し下がりましたが，熱はまだ続いていて，でも悪寒戦慄はなくなりました．明らかに良くなっている点がある半面，そうとも言えない点があります．この抗生物質は効いているのか，効いていないのか？　継続するか，変更するのか？　自分が決めなければなりません！

　決められないのはなぜか？　わからないからか？　では何を知ればわかるのか？　知るためには何をすれば良いのか？　このように順序立てて考えていくことで，自然と日々の診察や勉強の焦点を絞れるようになりました．

　今の自分があるのは，"決める" ことを日夜せまられた，あの後期研修の日々があったからだと感謝しています．

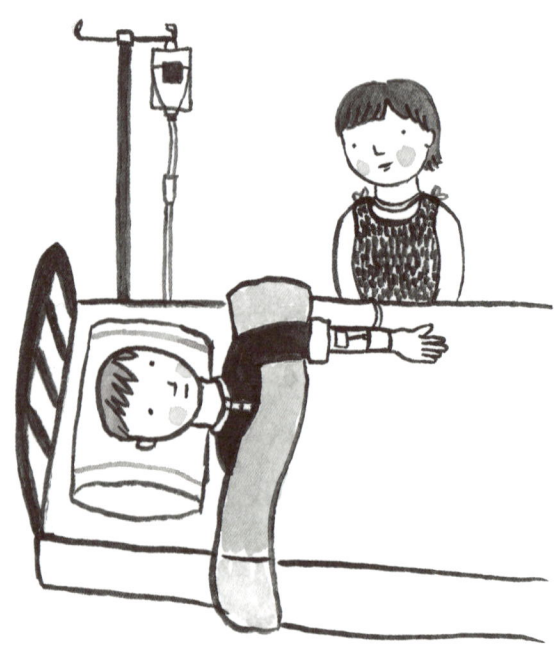

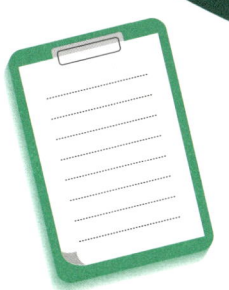

II プロブレムリストを作る

LECTURE 03　十分な基礎資料を収集しよう！

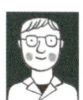**Dr. 森本**　十分な情報を集めないことには，患者さんの診療はままなりません．しかし，「十分な情報」というのは何でしょうか？　すぐにMRI検査をしたり，心臓カテーテル検査をしたりすることではありません．

研太　そりゃそうですよね．何でもかんでも心カテしたがる先生もいるけど……．

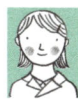**咲紀**　十分な情報って何ですか？

基礎資料は「病歴」「過去の資料」「身体所見」「ルーチン検査所見」の4つからなります．この4つを十分に得ること，きちんと得ることが，主治医の役割を果たす上で重要です．

病歴には生活・社会像，家族歴，既往症（すでに治癒した病気），現病歴（患者さんを主語にした患者さんの世界の叙述）などがあります．もれなく十分に聞きましょう．現病歴の欄に「○月○日から38℃台の発熱，精査のため入院」と書くだけでは十分ではありません．

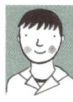あとで患者さんにもう少し詳しい経過を聞いてみます．

過去の資料というのは，過去の医療機関の残した記録です．過去の資料は必ず問い合わせるなどして集めるようにして下さい．ルーチンに躊躇しないで集めるようにします．過去になされた診断が正しかったかどうかも確認して下さい．身体診察は日頃から訓練しておく必要があります．

LECTURE 04　プロブレムリストを作成する意義は？

情報を聞き出してもかえってわけがわからなくなってしまうことも多いですし，情報をたくさん聞いても役に立たないことも多いように思います．

そうですね．何を聞いたらいいかもわからなくて，結局何回も聞き直しちゃう．

病歴を繰り返し聞くことは大切です．聞いた情報を整理して考えることがとても重要です．整理して考えることができれば，たくさんの情報を生かせるようになりますし，何を聞いたらいいかもわかります．手順に沿ってプロブレムリストを作成しましょう．そのようにして病気の診断に迫ることもできます．また，患者さんのすべての病気を管理

することもできます．

　プロブレムリストなんか作るだけでそんなことできるんですか？

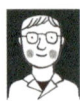　プロブレムリストを作ることとプロブレムリストを管理することは，主治医にとってとても大切な役割です．では，プロブレムリストを作成する練習をする前に，プロブレムリストの例を挙げておきましょう．

高血圧症，糖尿病を健診で指摘された68歳女性がX年8月7日来院．

このときプロブレムリストは
　#1　高血圧症［X年8月7日］
　#2　糖尿病［X年8月7日］
とします．

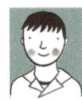　そうですね．あたりまえな感じがします．

　外来通院していましたが，X+2年3月4日左麻痺となり，脳梗塞で入院しました．このときのプロブレムリストはどう書きますか？

　入院時に担当したなら，
　#1　脳梗塞
　#2　高血圧症
　#3　糖尿病
って書くかなぁ？

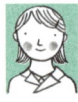　外来のカルテには，
　#1　高血圧症［X年8月7日］
　#2　糖尿病［X年8月7日］
って書いてあるんだったら，
　#3　脳梗塞［X+2年3月4日］
のほうが良いんじゃないかしら？

　そうですね．プロブレムリストを管理するためには，プロブレムリストが規則的に作られていることが必要です．重要な順番にプロブレムを並べる人もいますが，重要順というのはなかなか基準が難しい．循環器の医者なら循環器のプロブレムが1番で，消化器の医者なら消化器のプロブレムが1番というのは変ではないですか？

　確かに自分の重要だと思うところだけみているような……．

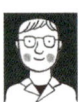　総合プロブレム方式では，プロブレムが発生した順番にプロブレムを並べていきます．たとえばこの患者さんは数年間，このプロブレムリストで管理していましたが，結局こんなリストになりました（表1）．

　このリストだと，患者さんに今いくつ病気があって，今までどんな病気をしてきたかすぐにわかりますね．

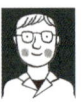　そうですね．たとえば，総合プロブレム方式ではない方法では，こんなふうに書かれます．
　#1　胸痛→狭心症の疑い→カテーテル異常なし
　#2　肝癌疑い
　#3　ALP高値
　#4　アルコール多飲
　#5　一人暮らしで身寄りがない
　#6　脳梗塞の既往
　#7　CRP上昇

メモ書きにはルールはありません．そのプロブレムが表しているのが病気なのか，検査の

表1

> ● プロブレムリスト
> #1　高血圧症［X年8月7日］
> #2　糖尿病［X年8月7日］
> #3　脳梗塞［X+2年3月4日］
> #4　間欠性跛行［X+3年5月5日］
> 　　→下肢閉塞性動脈硬化症［X+3年6月6日］
> #5　急性肺炎［X+3年10月10日］
> 　　→急性レジオネラ肺炎［X+3年10月12日］
> 　　→治癒［X+3年10月28日］〈済〉
> #6　肺結節［X+6年8月7日］
> 　　→肺腺癌［X+6年8月20日］

データなのか，社会的な問題なのかよくわかりません．#（ナンバー）も書くたびに変わってしまっていることが多いようです．

LECTURE 05　プロブレムリストを作ってみよう！

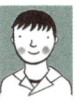
なるほど，よくわかりました．単純な気もしますが，そんなにプロブレムリストを作るのは大変なんですか？

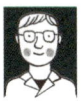
慣れていなければ少し時間がかかることもありますが，慣れれば整理して考えることもできて，合理的に診療することができるようになります．総合プロブレム方式でプロブレムリストを作成するためには，以下の手順を踏みます．

1）基礎資料から"病気"がいくつあるかを考える．
2）その"病気＝プロブレム"に名前をつける．
3）プロブレムをリストに登録する．

これらの順を追って，練習していきましょう．

1）基礎資料から"病気"がいくつあるかを考える（図2）

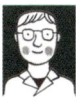
先ほども言いましたが，まずは十分に基礎資料を集めることが重要です．これができていなければ，プロブレムリストを作ることも先に進むこともできません．基礎資料を集めたら，その中にいくつ病気があるかを考えます．

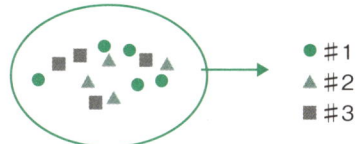

図2　基礎資料から"病気"がいくつあるかを考える

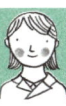
プロブレムというくらいなので，症状や所見を全部挙げていました．先日外来で，
　#　咽頭痛
　#　湿性咳嗽
　#　発熱
　#　白血球増多症
のように挙げたんですが，結局，急性咽頭炎かなと思ったんです．

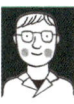
総合プロブレム方式では，病気が1つだと思うならはじめから
　#1　急性咽頭炎
だけで良いのです．咲紀さんが挙げたのは，注目すべき症状や所見というキーワードをただ並べただけです．慣れないうちは，まずキーワードを抜き出して，それからそれらをグループ化して病気がいくつあるか考えれば良いと思います．

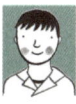
複雑な症例ではなかなか分けることが難しいように思いますが……．

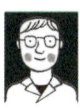
そうですね，確かに複雑な症例の場合には，どの症状や所見がどの病気に含まれるのか判断するのがなかなか難しいと思います．しかし，基本は診断が簡単な症例も複雑な症例も同じです．抜き出したキーワードどうしが，同じ病気に含まれるかどうかを判断する目安として，下記のようなことを参考にすると良いでしょう．

①時期と経過の時間を考える（時期を同じくすれば同じ病気である確度が高い．急性か慢性かもグループ化する上では有用である）．

②臓器を考える（同じ臓器に2つ以上の出来事は起こりにくい．全臓器が健全かどうかを吟味する必要がある）．

③性質を考える（代謝の異常，炎症，新生物か，など）．

基礎資料からキーワードを抜き出してグループ化する，つまり基礎資料を仕分けして病気がいくつあるかを考えます．この基礎資料の仕分け結果を，あとで述べるように入院時要約（サマリー）に記載することになります．また，第2章では実際の症例を使って基礎資料からキーワードを抜き出してグループ化します．こうした手順に沿って基礎資料を整理することが，それぞれの病気をくっきりと理解する，ひいては患者さんをきちんと理解することにつながるということを実感してもらえると思います．

2）その"病気＝プロブレム"に名前をつける

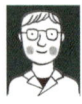いくつ病気があるかわかったら，その病気に名前をつけます．その名を「プロブレム」と言います．

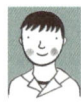病気とプロブレムは違うんですか？

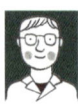プロブレムとは，患者さんが実際に持っている病気の呼び名です．名称として最初から疾患名をつけられない場合には，病気の特徴を表す症状や所見名で代用します．総合プロブレム方式では，プロブレムの命名をするときには下記のような約束で行っています．

①プロブレムは病気の呼び名である．

②プロブレムは名である名詞．

作業（R/Oや「〜の除外」），記述（「〜の既往」や「〜であること」）はプロブレムではない．

③プロブレムはひとことの名．2つの名を戴くことはない．

④プロブレムはその名で呼ばれる「事実」．疑問（S/Oや「〜の疑い」）はプロブレムではない．

⑤プロブレムは多義的曖昧さのない，ものの名．

⑥社会・心理的問題を含まない．

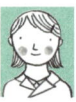なかなかイメージしにくいですね．

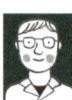実際に例を挙げてみましょう．特記すべき既往のない65歳女性．市の健診でX線写真がおかしいと言われて来院した．X線：右上肺野結節，胸膜ひきつれ像あり．

こんな患者さんが来たらどうしますか？

「＃1　肺癌疑い」って書いているかなぁ．

精査して肺癌ではなかったらどうしますか？

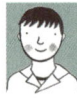「＃1　肺過誤腫疑い」かな？

「〜の疑い」と考えた場合には，その疾患がないかどうかを疑うことはできるのですが，他の疾患は考えにくくなってしまいます．たとえば，この場合には

＃1　肺結節

と今ある事実をプロブレム名として鑑別を進めていくことが重要です．「肺癌の疑い」で検討することは「肺癌かどうか」です．一方で「肺結節」で検討すべきは肺癌も含めた肺結節の鑑別診断です．

では次の例はどうでしょうか？

25歳男性．症状はない．健診での異常のため来院．AST98，ALT158，ほか特記所見なし．

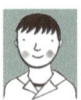「＃1　ALT上昇」はどうでしょう？

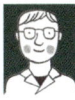血の中で上昇しているのか，胸水の中で上昇しているのか，これではわかりません．それからプロブレムは名前だから名詞にしましょう．「#1 高ALT血症」のほうが良いですね．

高AST血症も高ALT血症もありますが……．

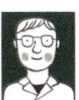たとえば，
#1 3日前から発熱のある咽頭痛と湿性咳嗽を伴った白血球増多症
としたり，
#1 発熱，咽頭痛，湿性咳嗽，白血球増多症
などといくつも症状所見を並べたりするのは，プロブレム名として正しくありません．代表的なもの1つとしましょう．ALTのほうがASTよりも肝臓に特異的な逸脱酵素ですので，高ALT血症は肝実質の障害を示唆しやすいと言えるでしょう．

プロブレムというのは患者さんが現在実際に持っている"病気"の呼び名です．最初から疾患名をつけられない場合に，症状や所見名で代用します．ですから仮の名前として，病気の特徴を表す代表的な症状や所見をつけましょう．さらに問診・診察・検査をして，病気の認識が深まったより良いプロブレム名へ変化させていきます（図3）．このようにプロブレム名を更新することを「展開」といい，あとで詳しく説明します．

1つ気になる点があります．医師として患者の社会的な問題に目を向けないわけにはいかないと思いますが，総合プロブレム方式では社会・心理的問題は考えないんですか？

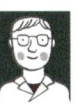社会・心理的問題を考えるのは医師として当然の責任だと思います．しかし，プロブレムではありません．

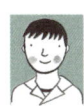どうしてですか？

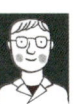医師の診療責任はプロブレムに対してであって，社会・心理的問題に当然配慮はしますが，それ自体を解決することではありません．次の例で考えてみましょう．
25歳男性．昨日失恋して睡眠薬を大量に服薬した．意識障害のため救急搬送された．

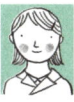社会・心理的問題も入れるなら，
#1 失恋
#2 ベンゾジアゼピン中毒
でしょう．

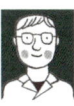病気ではない「失恋」とこの患者さんの病気である「ベンゾジアゼピン中毒」を同じリストに載せるのは無理があります．医師としての役割は「ベンゾジアゼピン中毒」となっているこの患者さんの「失恋」という事態に配慮することであって，失恋を診断したり，治療したりすることではありません．

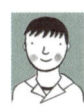うつ病の併発がないかは確認する必要がありますよね．

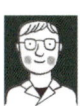そうですね．うつ病と判断できれば，「#1 うつ病」として対応する必要があります．社会・心理的問題に主治医として配慮するのは当然のことです．しかし，病気であるプロブレムと同列にはしない，というのが総合プロブレム方式での考え方です．

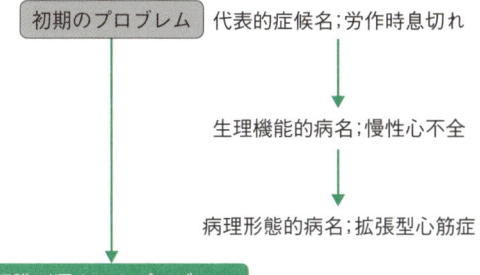
図3 プロブレムの命名

3）プロブレムをリストに登録する

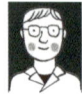
次に，いよいよ名前をつけたプロブレムをリストに登録し，「プロブレムリスト」を作成します．名前をつけたプロブレムに，起こった順に番号をつけ，登録の日付を入れて列挙した1枚の表がプロブレムリストです．4つのルールがあります．

① プロブレムリストはすべてのプロブレム（病気）をもれなく登録している．自分が関心のあるプロブレムだけではない．リストは患者さんのリストであって私的な覚え書きではない．

② プロブレムは番号（#ナンバー）をつけて登録する．この番号は終始変わらない．主治医・医療機関は替わってもプロブレム（病気）が変わることはない．

③ 番号（#）はプロブレム登録順・同じ登録日なら発生の順につける．重要順ではない．最新のプロブレムは次々と最後の番号で登録される．

④ プロブレムに登録（変更）の［日付］を入れる．発生の日付ではない．

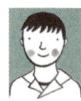
ルールがたくさんあって覚えきれないです．

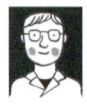
慣れるまでは大変かもしれませんが，ひととおりやれば簡単になってきます．例を出してみましょう．

特記すべき既往のない62歳男性．会社の健診で3年前から高血圧を指摘されていた．同僚が脳卒中になり，心配でX年10月28日に来院した．血圧160/90 mmHg，ほか特記所見なし．

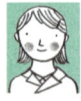
「#1　高血圧症［X年10月28日］」だと思います．

そうですね．

3年前から高血圧があるなら「#1　高血圧症［3年前］」のほうがわかりやすいのではないでしょうか？

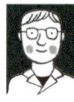
同じ人が3年前健診を受けていなくて2年前なら「#1　高血圧症［2年前］」となってしまいます．発症の日付というのは正確にはわからないこともたくさんあります．総合プロブレム方式では登録日＝医師が認識した日を記載します．登録日のカルテに詳しくいつ頃から症状があったか書いているはずです．プロブレムは認知し，登録したからこそ計画を立てることができます．認知していない患者さんの病気に対して計画を立てることはできません．では次の例をみてみましょう．

変形性膝関節症で通院中の78歳女性．3日前から発熱と咳があり近医受診．X線上"異常影"を認め，紹介されX年10月28日に入院．

この人，昨日入院になった人で私が担当になっています．えーと，プロブレムリストはどうやって立てたかな．「#1　急性肺炎」ですね．

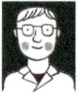
昨日はそう立てたようですね．総合プロブレム方式に従ってプロブレムリストを作ってみて下さい．

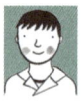
そうですね．内科ローテーション中なので，整形疾患は関係ないかと思って……．

#1　変形性膝関節症［X年10月28日］
#2　急性肺炎［X年10月28日］
でどうでしょう？

良いと思います．自分が興味深いと思っていたり，自分に関係していたりすることだけでなく，患者さんのすべての病気を登録するようにして下さい．自分が重要だと思う順にプロブレムを並べているのをよくみかけます．この場合は新しいプロブレムが出てくるたびに番号が変わってしまいます．

LECTURE 06　入院時要約（サマリー）を作成しよう！

基礎資料の収集と分析が終了し，プロブレムリストが作られると，次に作成するのは入院時要約（サマリー）です．

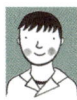
退院時にサマリーを書きますが，入院時も書くんですか？　書くのが大変で，退院時サマリー10人分くらい溜まっています．

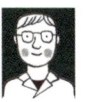
一般的に入院時サマリーはあまり書かれていないと思いますが，入院時に集めた基礎資料を整理・要約して，入院時点における検査方針と治療方針などの計画をまとめて記録することは，診療のために必要なことです．それに入院時サマリーができていれば，退院時サマリーは簡単に書くことができますよ．

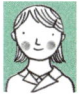
入院時サマリーって何を書くんですか？

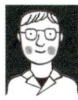
先ほどプロブレムリストを作る最初の段階で，基礎資料の仕分けという作業をしました．仕分けされた一つ一つの病気が，プロブレムでしたね．入院時サマリーでは，プロブレムごとに仕分けした内容を記載します．その書き方は，入院までの経過の部分つまり病歴と医療機関の情報をSに，そして入院時身体所見と検査所見をOに要約して記録します．SとOに記述された内容が考察の根拠になるので，重要な陰性である症状や所見も記述します．

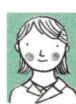
基礎資料で集めた情報を振り分けるわけですね．

そのとおりです．振り分けることで主治医がどの所見からその病気を判断しているのかが明確になります（図4）．

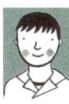
考えていることがわかっちゃうのは大変だな．わからないことはあいまいにしておこうと思っちゃいます．

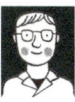
主治医の考えが明確になるのが総合プロブレム方式の良いところです．書いていく過程で自分がわからないことが明らかになってきます．わからないことは繰り返し症状を聞いたり，所見を取り直したりして明らかにして下さい．間違っていればあとで訂正すれば良いです．

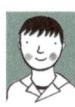
なるほど，こうしないと進歩はないですね．

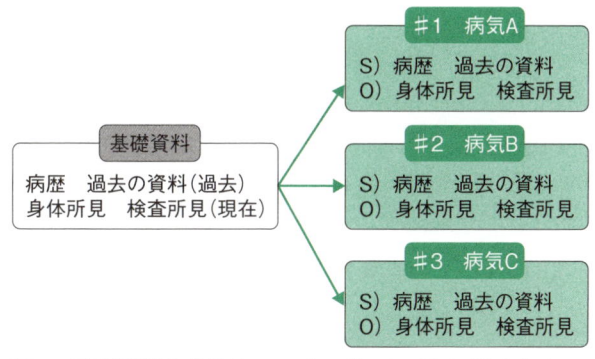

図4　基礎資料の仕分け――プロブレムごとに記述する

プロブレムごとに，SとOをもとに入院時の判断・治療方針・計画立案への思考をAに記述し，入院時点における計画をPの中に記述します．

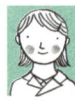アセスメント＆プラン（A＆P）って書いてあるカルテが多いように思いますが，アセスメントとプランってどう違うんですか？

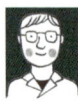「計画」というのは「考え」ではなくて，施行されることがすでに確定した行為のことです．つまり，治療食の内容，投薬や点滴の内容，血液検査や画像検査などの検査の予定を，日時や期間を含めて箇条書きにします．

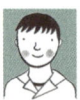オーダーと同じような内容ですか？

オーダリングもその中に含まれますが，食事の指示内容だったり，看護師への指示簿の記載内容だったりもしま

表2　入院時要約（サマリー）

```
＃1
  S）入院までの経過・症状の要約（病歴と過去の
     資料の要約）
  O）入院時身体所見・検査所見の要約
  A）入院時点の判断，今後の方針と目標
  P）Dx：入院時診断計画
     Tx：入院時治療計画
     Ex：入院時説明内容・説明計画

＃2　……

＃3　……
```

す．それをカルテに記載する必要があります．Pは診断計画（Dx），治療計画（Tx），説明計画（Ex）に分けて記述します．実際に患者さんに説明した内容を説明計画（Ex）に記録します．

入院時サマリーは具体的には表2のように記載します．

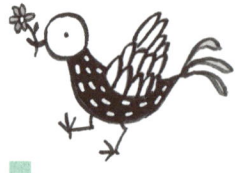

コラム❸ いつも手から

あなたが診察をするときは，どこから始めますか．客観的臨床能力試験（OSCE：objective structured clinical examination）では，「上から下へ」と教わったかもしれません．私はどんな患者さんでも，必ず手から始めることにしています．理由は，思いのほか多くの情報が得られる部分であるし，患者さんにとって診察への抵抗が少なく，同時に安心感と信頼感が生まれやすいと思うからです．よく見ることがポイントですが，触感も大切にします．まず，両手をとって脈を診ます．それから手首から指先に向かって順に診ていきます．温かさ，湿潤度，振戦，皮膚硬化，発疹，関節腫脹，筋萎縮，腱の結節，爪，爪周囲などを目と指で感じ取ります．必要があれば，圧迫もします．これらは，不整脈，甲状腺中毒症，多くの膠原病や神経疾患，末梢循環不全，感染性心内膜炎，脂質異常症，痛風，貧血などの診断の大きなヒントになります．

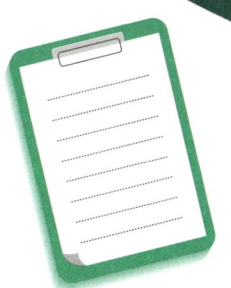

III プロブレムリストを使う

LECTURE 07　経過記録を書いてみよう！

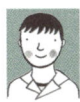　**研太**　やっと入院時点までのカルテができたわけですね．入院までででこんなに大変ならこの先どうなっちゃうんでしょう？

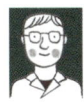　**Dr. 森本**　もうかなりの部分まで進んできました．入院のときの記載が一番大変だと思います．次に経過記録の書き方を勉強してみましょう．一度プロブレムリストを作成したら，そのときごと（入院なら日々，外来なら診察日）に各プロブレムを記述します．

　毎日全部書かなきゃならないんですか？

　安定していて述べるまでもないプロブレムについては，記述を省くことができます．

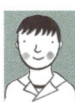　そうですか．それなら何とかできそうな気がします．

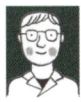　今はどのように経過記録を書いていますか？

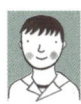　特に形式を決めないで書いています．このほうが気楽に記載できます．

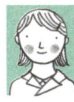　**咲紀**　POS のやり方に従って，S・O・A・P に分けて書いています．

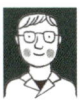　そうですね，SOAP に分けて書くことが好ましいですね．プロブレムごとには記載していますか？

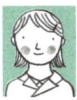　それぞれの症状や所見がどのプロブレムか判断するのが難しいので，SOAP だけ分けています．

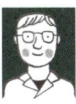　problem oriented system（POS）はプロブレムごとに書いてはじめて成立します．プロブレムごとに書くことで，ある症状や所見がどの病気から由来しているかの考えを明らかにすることができます．どの病気（プロブレム）に対して S）どんな経過でどんな症状があって，O）どんな所見があるので，A）どんなことを考えていて，P）どのような計画を立てているか，が誰にでもわかるのがこの方式です．

　どのプロブレムにも含まれないような食欲とか便通とか睡眠とか，いわゆる一般状態はどのプロブレムに入れて書くんですか？

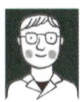　そのときの主要なプロブレムに入れて記載します．一般状態を書くことで，逆にそのプロブレムが主要なプロブレムであることを示すことができます．

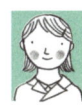　S が主観的な症状，O が客観的な所見，A がアセスメント，P が計画というふうに分けて書いているんですが，どこにも分類できない情報があって困るんです．

総合プロブレム方式ではSOAPという記号を使いますが，経過記録の記号の意味は**表3**のとおりです．Pはプロブレムごととせずにまとめて最重要プロブレムの中に記述しても良いです．

Sに症状と前回から今回までの経過を書くことで，**図5**のように，前回のカルテ記載からの経過が今回のSとして経過記録に書かれることがわかります．

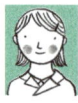これだとすべての情報がもれなくSOAPに分けて記載できると思います．

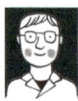POSという言葉はよく知られているのですが，POSの本来の記載方法である「プロブレムごとにSOAPを書く」という形式を実践している医師は驚くほど少ないです．POSは主治医の考えがカルテ上に明確に表されるという点ですぐれた方法です．総合プロブレム方式はPOSのあいまいさを改良し，主治医としての機能を発揮させやすくしています．

表3　経過記録の記号の意味

```
#1
  S）前回から今回までの経過，今ある症状
  O）身体所見・検査所見・写真のスケッチ所見
  A）現時点での考察
  P）Dx：現時点での診断計画
     Tx：現時点での治療計画
     Ex：現時点での説明内容・説明計画

#2 ……

#3 ……
```

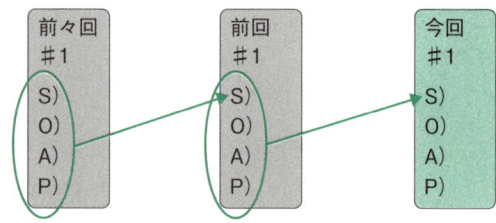

図5　経過記録と段階的構造

LECTURE 08　プロブレムを展開しよう！

こういうふうにして病気の認識が深まっていくんですね．

そうですね．診断は徐々に深められ，治療は目標を定めて進められていくことになります．

この前の患者さんは貧血の精査で入院してきて，骨髄異形成症候群ってわかったんですけど，それはどういうふうに表現するんですか？

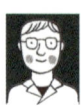病気の認識が進んだらプロブレムを展開します．

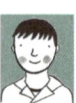展開？　数学みたいで難しそうですね．

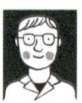いろいろな場合があるので慣れていないと大変ですが，最初は確認しながら展開すると良いと思います．

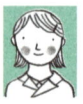実際どんなふうに展開するんですか．

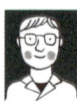以下のような7つの展開があります．

1）進展
　① 認識の深化
　　#1　貧血［登録の日付・以下略］→骨髄異形成症候群［進展の日付］
　② 原因の特定
　　#1　急性肺炎→急性黄色ブドウ球菌性肺炎［進展の日付］
　　#2　全身性エリテマトーデス
　　#3　ネフローゼ症候群→ネフローゼ症候群（#2）［進展の日付］
2）包含：病気がほかに掲げた病気に含まれてしまう場合がある
　　#1　好酸球増多症→（包含）#2［包含の日付］〈済〉
　　#2　剝脱性皮膚炎
3）移行
　① 別個の疾患への成り変わり
　　#1　急性腎不全→（移行）慢性腎不全［移行した日付］
　② 著しい変形
　　#2　胃リンパ腫→（移行）胃リンパ腫（胃全摘出）［移行した日付］
4）訂正：誤った登録を改めることもある
　　#1　上部消化管出血→（訂正）鼻出血［訂正の日付］
5）取消し：病気ではなかったならば取り消す
　　#1　胸水→取消し［取消しの日付］〈済〉
6）治癒：病気が治癒すれば明確に治癒とする
　　#1　肺膿瘍→治癒（右肺切除術）［日付］〈済〉
7）終了：病気が存在しえなくなった状態
　　#2　2型糖尿病→終了（膵臓全摘出）［日付］〈済〉

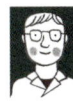　一番よく使うのは進展だと思います．プロブレムの進展というのは，その患者さんの持つ病気についての認識が深まったときに行います．

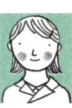　先日の患者さんは胸水が溜まっていて入院してきたんですが，入院時に検査して滲出性胸水がありました．あとで胸水中のADA（アデノシンデアミナーゼ）が高値だったので，結核性胸膜炎と診断しました．この患者さんだったら，
　　#1　胸水→滲出性胸膜炎→結核性胸膜炎
という具合でしょうか．

　良いですね．プロブレムの展開が「所見→疾患→原因を含む疾患名」になっていて，認識が深まっていく様子がわかります．

LECTURE 09　暫定番号を使ってみよう！

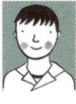　総合プロブレム方式ってなかなか大変そうですね．何となくわかってきました．でも先生，救急で急いでいるときなんかは，十分病気がわからないうちに検査や治療を始めなければならないことも多いと思うんです．プロブレムリストを作る前に病気が悪くなってしまいます．

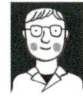　そのとおりです．救急などでは検査や治療を優先して，あとで病歴を詳しく聞くことも多いと思います．そんなときには「暫定番号」というものを使うことにしています．

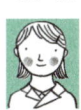　暫定番号ってはじめて聞きました．

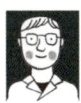　総合プロブレム方式で考案された方法ですので，聞きなじみがあまりないと思います．暫定的，一過性，小プロブレムには暫定番号（#a，#b，……）を使って正式番号と区別して扱います．

救急のときは暫定的にプロブレムを立てたいですね.

　そうですね．基礎資料がそろわないうちは初期のプロブレムリストを暫定的に作って，それに基づいて診断や治療を行っていきます．迅速な診断と治療が必要な場合には大切です．もちろんあとで基礎資料をそろえて正式番号に書き替えます．たとえば次のような場合は暫定番号を使います．
　#a　ショック症候群［日付］
　#b　大葉性肺炎［日付］

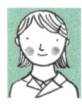　「一過性」というのはどんなときに使いますか．

　一過性のプロブレムで，正式プロブレムに入れなくても良いと思われるものは一過性プロブレムにします．たとえば感冒なんかは一過性プロブレムで良いと思います．
　#a　感冒［日付］→治癒［日付］〈済〉

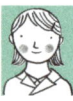　そうですね．そうでないとプロブレムリストが風邪だらけになっちゃう人が出てきますね．
　#1　感冒［日付］→治癒［日付］〈済〉
　#2　感冒［日付］→治癒［日付］〈済〉
　……
　#30　感冒［日付］→治癒［日付］〈済〉
なんてリストになったらおそろしいですね．

　そのとおりです．あとは単なる所見であり病気であるとまだ決められないもので，小プロブレムとして挙げておきたいものが時々出てくると思います．

　そうそう，この前の患者さん，FDP値が高かったんだけど，どの病気から来ているのかがよくわからなかったんです．

　そういうときに使いやすいですね．たとえば，
　#a　高FDP血症［日付］
としておくと良いと思います．

LECTURE 10　展開を練習してみよう！

　少し展開する練習をしてみましょう．慢性C型肝炎と診断を受けている患者さんです．X年5月5日にプロブレムリストを作っています．
　#1　慢性C型肝炎［X年5月5日］
として外来で加療していました．X+4年10月28日，エコー検査をしてみると，肝辺縁不整であり，腹水が貯溜していました．血小板は7万程度となっていました．

　肝硬変って言って良いですね．
　#1　慢性C型肝炎［X年5月5日］
　→（移行）C型肝硬変症［X+4年10月28日］

　いいですね．この患者さんなら何に気をつけますか？

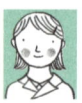　上部消化管内視鏡検査をして食道静脈瘤の有無を検査します．あとは採血による腫瘍マーカー（AFP, PIVKA Ⅱ）の検査やエコー，CTで，肝癌の合併がないか時々チェックします．

　教科書みたいですね．11月10日に上部消化管検査をして食道静脈瘤がありましたがF1RC−で，今は治療の必要がないようでしたので経過観察としました．

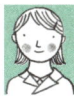
それでは，
#1 慢性C型肝炎［X年5月5日］
→（移行）C型肝硬変症［X+4年10月28日］
#2 食道静脈瘤［X+4年11月10日］
でどうでしょう．

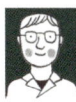
良いと思います．あとは食道静脈瘤の原因は#1であると考えられれば，
#1 慢性C型肝炎［X年5月5日］
→（移行）C型肝硬変症［X+4年10月28日］
#2 食道静脈瘤（#1）［X+4年11月10日］

とすれば#1と#2の関係がはっきりします．
この患者さんは11月12日に肝多相造影CT検査を行いましたが，早期濃染，後期洗い出しのある結節がみられました．AFPは133ng/mLでした．

なんか次々と病気がみつかっちゃいますね．肝細胞癌と診断して良いですね．
#1 慢性C型肝炎［X年5月5日］
→（移行）C型肝硬変症［X+4年10月28日］
#2 食道静脈瘤（#1）［X+4年11月10日］
#3 肝細胞癌（#1）［X+4年11月12日］
で良いですか？

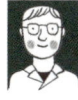
良いと思います．このまま使いましょう．さて，11月30日にこの患者さんは肝細胞癌に対して経皮的ラジオ波焼灼療法を受けました．

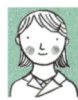
ラジオ波は焼き切れれば根治的なのですよね．術後の造影CTはどうでしたか．

12月5日に確認していますが焼けているようでした．

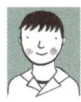
じゃあ，
#1 慢性C型肝炎［X年5月5日］
→（移行）C型肝硬変症［X+4年10月28日］
#2 食道静脈瘤（#1）［X+4年11月10日］
#3 肝細胞癌（#1）［X+4年11月12日］
→治癒［X+4年12月5日］〈済〉
でどうですか？

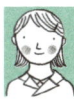
あとから局所再発したらまた復活させなくてはならないし，もう少しあとの造影CTの検査をしてから治癒にしても良いかもしれないと思うけど……ラジオ波の治療後とわかるようにして，
#1 慢性C型肝炎［X年5月5日］→（移行）C型肝硬変症［X+4年10月28日］
#2 食道静脈瘤（#1）［X+4年11月10日］
#3 肝細胞癌（#1）［X+4年11月12日］
→（移行）肝細胞癌（#1）（ラジオ波焼灼後）［X+4年11月30日］
でどうですか？

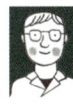
2人ともとても良いですよ．プロブレムリストはその主治医の考えが明らかになるものです．最新の医学知識を加えてリストを作成していけば良いと思います．そうですね，今のところ慎重に咲紀さんのリストに従って次に進んでみましょう．翌年4月22日，この患者さんはタール便があって緊急入院になりました．

上部消化管出血が疑われますよね．まずは，
#1 慢性C型肝炎［X年5月5日］
→（移行）C型肝硬変症［X+4年10月28日］
#2 食道静脈瘤（#1）［X+4年11月10日］
#3 肝細胞癌（#1）［X+4年11月12日］
→（移行）肝細胞癌（#1）（ラジオ波焼

灼後）[X＋4年11月30日]
＃4　消化管出血［X＋5年4月22日］
として入院としましょう．

　良いですよ．この患者さんならどのように診断，治療を進めますか．

　一番怖いのは食道静脈瘤破裂ですよね．あとは胃・十二指腸潰瘍はみておいたほうが良いので上部消化管内視鏡検査をしましょう．

　上部消化管内視鏡検査をして食道静脈瘤から少量の出血がみられていました．

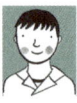　じゃあ，＃2の中に入れたら良さそうですね．

　それでは，
＃1　慢性C型肝炎［X年5月5日］
→（移行）C型肝硬変症［X＋4年10月28日］
＃2　食道静脈瘤（＃1）［X＋4年11月10日］
＃3　肝細胞癌（＃1）［X＋4年11月12日］
→（移行）肝細胞癌（＃1）（ラジオ波焼灼後）［X＋4年11月30日］
＃4　消化管出血［X＋5年4月22日］→（包含）＃2［X＋5年4月22日］
としましょう．

LECTURE 11　退院時要約（サマリー）を書いてみよう！

　経過記録も展開の仕方もひととおり説明しましたので，次は退院時要約（サマリー）に進みましょう．

　やっと退院ですね．サマリーがなかなか面倒で溜まりがちなのです．

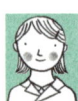　サマリーを書くと気がつく点もあったりして，良い反省になりますね．一生懸命書きすぎると，もう少し短く書くように言われたりもします．あんまり長すぎると，どこに大事な情報があるのかわからなくなっちゃいますよね．

　総合プロブレム方式では退院時サマリーもプロブレムごとに記載します．
　プロブレムごとに記載することで，記載の分量が多くても，その病気に対してどのように検査や治療を行ってきたかすぐにわかります．情報が多くても，何の情報がどこにあるかわかれば，あまり問題はありません．どんな知識が自分に足りないのかはっきりして，勉強のきっかけにもなります．

　プロブレムごとに書いたことってなかったですね．プロブレムごとだと入院時サマリーをそのまま使えるのですか？

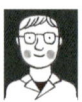　そのとおりです．ＳとＯについては入院時サマリーと同じになります．退院時サマリーは表4のように書きます．
　Ａの中に，入院後に行った検査とその結果，診断に至る考察，治療内容とそれに伴う経過を要約し，退院時における最終的な病状の評価と今後の治療方針を記述します．

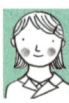　入院時サマリーや経過記録では，Ａに現時点での考察や方針などを書いていたわけですが，退院時サマリーでは入

院後の経過を書くわけですね．

そうです．大切なのは，繰り返しになりますがプロブレムごとに経過を書いて考察することです．昔，Descartes（デカルト）という人が，「難しい問題はできるだけ小さく分割して考えなさい」と言っています．臓器別診療というのは臓器別に分割して考えることですが，本来，人の病気は"病気ごと＝プロブレムごと"に考えるのが正しいのだと思います．

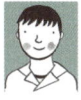なるほど，小さく分割して考えるのが良いんですね．いっぺんに考えようとするとわからなくなってしまいますね．

表4　退院時要約（サマリー）

```
#1
  S）入院までの経過・症状の要約（病歴と過去の
     資料の要約）
  O）入院時身体所見・検査所見の要約
  A）入院後の経過・最終的な考察・今後の方針
  P）Dx：退院時診断計画
     Tx：退院時治療計画
     Ex：退院時説明内容・説明計画

#2　……

#3　……
```

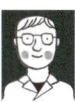Pには，退院後の計画を記述します．退院処方をまとめて書きます．

LECTURE 12　外来診療のカルテの書き方は？

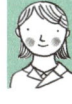入院中の患者さんについてはわかりましたが，外来に通院している患者さんの場合はどのようにするんですか？

基本的には入院のカルテと同様に書いていきます．初診で来たときに病歴を聞いたり，所見をとったりしていきます．

外来のときは入院時ほど情報を集める時間がないように思うのですが．

そうですね．なかなか1回で完全な病歴や所見をとったりすることは大変だと思います．外来では何回か通院する中で病歴や所見を完全にしていくことができます．あとは外来で継続治療している患者さんについても退院時要約（サマリー）と同様にプロブレムごとにサマリーを作ることができます．

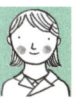外来要約（サマリー）があると入院したときにも便利ですね．

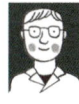表5のようにサマリーを作ります．

表5　外来要約（サマリー）

```
#1
  S）その時点までの経過・症状の要約
  O）その時点での所見の要約
  A）その時点での評価・今後の方針
  P）Dx：その時点の診断計画
     Tx：その時点の治療計画
     Ex：その時点の説明内容・説明計画

#2　……

#3　……
```

LECTURE 13 総合プロブレム方式の特徴と利点は？

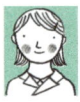
総合プロブレム方式ってなかなか大変そうですが，論理的に診療を進めることができそうですね．

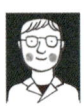
そうですね．総合プロブレム方式の特徴の一つは，資料を分析してプロブレムごとに分けて記述することです．それによって，主治医が資料のどの部分を根拠にしてそれぞれの病気を評価し，診断と治療を進めたのかがわかります．カルテを読む人は，主治医がどういうふうに資料の分析をしているか客観的に評価することができます．

主治医の考えがわかってしまうんですね．

主治医にとっては，総合プロブレム方式で診療すると自然と論理的な診療ができます．特に研修医の先生達にとっては，論理的な診療の訓練になります．

プロブレムごとに分けて考えていないと，どうなるんですか？

プロブレムごとに振り分けられていない形式の場合，主治医がどの資料を根拠に診療しているのかということが，大事なカルテには表現されません．カルテを読んでいる人が判断することになります．

私はこの整然とした1枚のプロブレムリストがすごいと思いました．

きちんとしたルールにのっとったプロブレムリストがあるということも総合プロブレム方式の特徴です．プロブレムリストは，外来でも入院でも引き継いでいくことができます．紹介状にプロブレムリストを記載することで，他の医療機関での引き継ぎも可能となります．

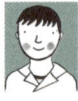
総合プロブレム方式ではないリストだとどうなんでしょうか？

総合プロブレム方式ではプロブレムやプロブレムリスト，展開の仕方などをきちんとルールを決めて記載しています．そうすることで，引き継ぐことが可能なプロブレムリストができます．メモ書き的なリストの場合には，引き継ぐことが非常に難しくなります．

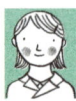
継続性というのは主治医機能にとっては大切なことですね．

もう一つ特徴があります．総合プロブレム方式では，その患者さんの持つ固有の病気の状態について考察するようにしています．

ふつうの場合とはどう違うんですか？

時々教科書やインターネットからの一般的な知識がそのまま書かれているカルテがあります．総合プロブレム方式のAの中で述べる考察は，一般的な疾患に関する知識ではありません．その患者さんの持つ固有の病気について，その病態，病気と病気との関係，見通し，治療方針を書きます．

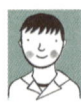
何となく主治医っぽい気がしてきました．

総合プロブレム方式で診療を行っていけば，合理的な思考のパターンができあがり，また，何を勉強していけばいいかがはっきりしてくると思います．今日はこ

こまで．

ありがとうございました．

参考文献
- 栗本秀彦（著）：正しい診療への合理的アプローチ―総合プロブレム方式のすすめ，文光堂，1995
- 栗本秀彦（著）：総合プロブレム方式―新時代の臨床医のための合理的診療形式，プリメド社，2007
- デカルト（著），谷川多佳子（訳）：方法序説，岩波文庫，1997
- 大友 宣（著）：総合プロブレム方式ワークブック（2008年版），内科学研鑽会ホームページ http://kensankai.lolipop.jp/

コラム ❹ 臨床で"わかった"と感じるとき

　巷でよくある症例検討会（診断名を当てる勉強会）では，複雑な病歴や所見が提示され，Castleman（キャッスルマン）病，Crow-Fukase（クロウ・深瀬）病など，難病の診断をみつけては，わかった気になります．しかし，「あれっ，あの神経所見，電解質の異常はどうやって説明がつくのだろう」などと疑問に思うことがしばしばです．また，上級医にプレゼンテーションを行うと，「この病気に関係ない所見は言わなくていい」と言われたりもするでしょう．実際，しばしば日常の診断作業が，非典型的な所見の無視や，何となく合う病名探しになりがちです．

　しかし，患者さんに生じている所見は，現にそれらがあるのですから説明しなければいけない事態です．総合プロブレム方式では，患者さんに生じた有意な症状，所見をすべてピックアップして，すべて病態生理を考えて，グループ別に仕分けします．そのように整理できて診断に至ったとき（しばしば単一の病名ではなく，複数の病名併記になります）は，患者さんのすべての症状・所見が説明できたときであり，心の底から"この患者さんのことはわかった！"と感じる瞬間です．

　私は，この"わかった"感を，臨床で最も大切に思っています．若い医師達へこの"わかった"感を伝えるため，指導する医師自身に体験してほしいと願っています．"わかっている"主治医に診てもらうことは，"わかっていない"医師に診てもらうより，患者さんはずっと安心感があるのではないでしょうか．

LECTURE 13　総合プロブレム方式の特徴と利点は？

コラム ❺ 過去の資料の解読

研修医の頃に,はじめて総合プロブレム方式で実診療を行ったときのことです.

上級医「過去の資料を整理してまとめておきなさい.」

その頃は真面目だった(?)ので,外来のカルテ庫まで行って,すべての外来カルテや入院カルテを取り寄せました.

事務「これを全部ですか?」

自分「はい,全部です.今日中にお願いします.」

事務「……わかりました.」

台車に積まれてカルテが文字どおり「山のごとく」到着しました.

ともかく病歴聴取と身体診察を終えて,カルテの山との格闘に取りかかりました.といっても,どうやってまとめればいいのかもわからず,ただやみくもだったと記憶しています.

古いカルテの紙は変色,字は読めない,匂いまで臭い.何とか一応まとめたつもりになりました.

ところが翌日,上級医から細かい点を具体的にいろいろと聞かれて,そのほとんどに答えることができなかったのです.「これだけやってもまだ足らないのか!?」とがっかりしましたが,その上級医はコツを教えてくれました.

・病歴の全体像をつかむために,退院サマリーや検査レポートなどを優先的にみる
・入院時の主要なプロブレムについて深く情報を追っていく.そのときにほしい情報は主体的に「取りにいく」つもりでカルテをみる

今のプロブレムがたとえば「慢性閉塞性肺疾患」であれば,肺機能検査の推移や肺炎などの入院歴,気道分泌物の培養結果,画像上の変化,ワクチン接種歴,治療薬の大まかな変遷などについての情報を「取りにいく」のです.だんだんそういった情報収集の仕方が身につくにつれて病歴聴取もうまくなっていった気がします.

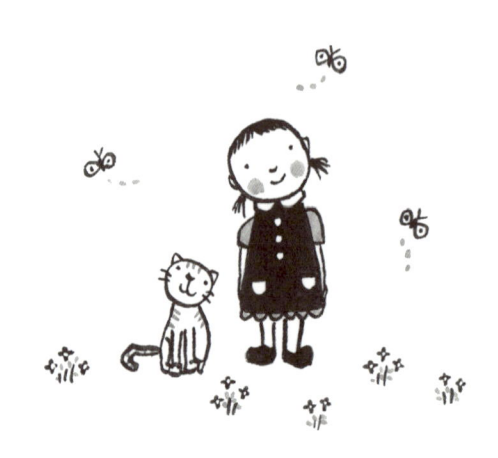

第 2 章

真の診断に至る練習帳

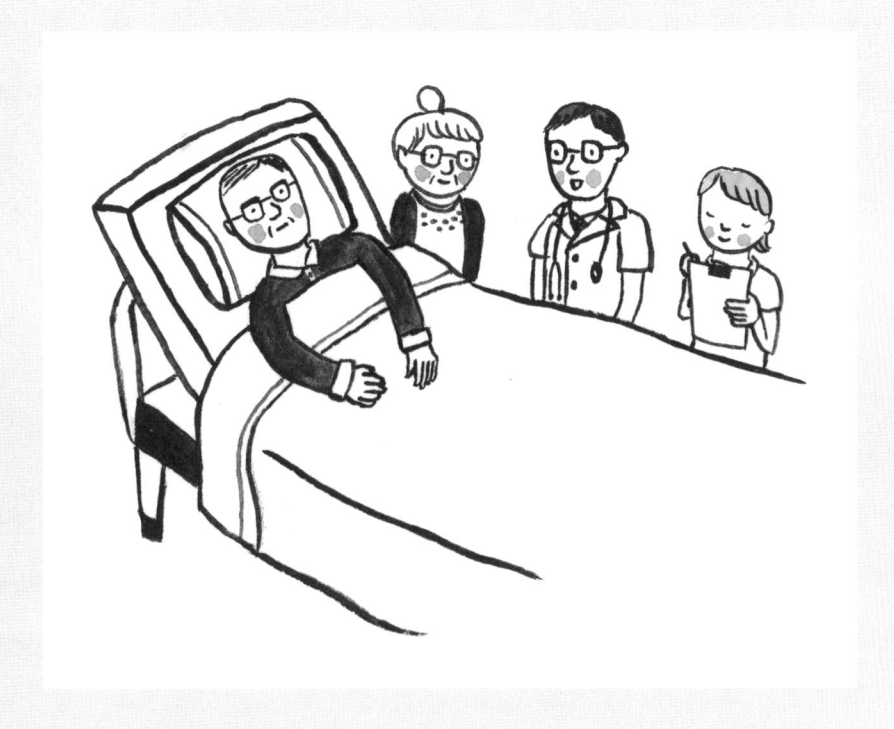

I プロブレムリストを作ろう

II プロブレムどうしの関係を考えよう

III プロブレムを展開しよう

IV 病態生理で考えよう

V 診断に近づこう

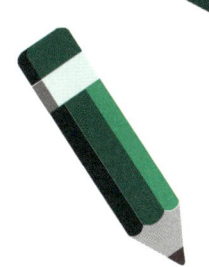

I プロブレムリストを作ろう

CASE 01　息切れを主訴に受診した75歳男性

表01-1　基礎資料

症例　75歳男性
主訴　息切れ
既往歴　なし
生活歴　妻・長男と3人暮らし
職業　自営業（自転車販売）
内服薬　グリベンクラミド1.25 mg/日
アレルギー　なし
現病歴　20年前より糖尿病指摘され近医で投薬を受けHbA1c 6.0%前後で推移していた．定期眼科受診し網膜症は指摘されていなかった．X－1年12月血尿契機に膀胱癌指摘され膀胱鏡による手術を受けた．20本以上/日×50年喫煙していたが以後禁煙した．平素たまに咳が出ていた．数年前は近所のスーパーまで歩行できたが，労作時息切れが徐々に増強し，ここ1年は自宅内を動くだけでも息切れがするようになった．X年5月4日から発熱39℃，悪寒あり，戦慄なし．体動時息切れと咳嗽が増強し，白色痰が少し出てくるようになった．改善しないため5月5日当院救急外来受診した．温泉旅行はしていない，ペットは飼育していない，鳥との接触はない．
過去の資料　〈泌尿器科カルテ〉X－1年12月18日膀胱癌に対してTUR-Bt

身体所見
身長：157 cm，体重：43 kg，血圧：129/67 mmHg，脈拍：96/分・整，体温：37.9℃，呼吸：24回/分・補助呼吸筋使用顕著，SpO$_2$：60%台（室内気）→93%（経鼻酸素1 L），表情：倦怠，頭頸部：結膜貧血なし・強膜黄染なし・口腔内やや乾燥，体表リンパ節：触知せず，呼吸音：両下肺 wheeze，心音：減弱雑音なし，腹部：平坦・軟・圧痛なし，四肢：ばち指なし・下腿浮腫なし，神経：異常所見なし

検査所見
検尿：蛋白（－），糖（－），潜血（－），ケトン体（－），WBC（－）
血算：WBC 7,500/μL，Hb 13.5 g/dL，MCV 96.3 fL，Plt 15.5万/μL
生化学：TP 7.9 g/dL，Alb 3.7 g/dL，T-B 1.0 mg/dL，AST 30 IU/L，ALT 17 IU/L，LDH 219 IU/L，ALP 301 IU/L，γGTP 51 IU/L，CPK 61 IU/L，BUN 11.1 mg/dL，Cr 0.61 mg/dL，Na 138 mEq/L，K 4.1 mEq/L，Cl 98 mEq/L，Ca 9.7 mg/dL，CRP 10.17 mg/dL，Glu 157 mg/dL，HbA1c（NGSP）6.6%
血液ガス（室内気）：pH 7.396，PaCO$_2$ 68.3 Torr，PaO$_2$ 48.5 Torr，HCO$_3^-$ 29.0 mEq/L
心電図：正常範囲内
胸部X線：両肺過膨張，滴状心，右下肺 air bronchogram 伴う斑状影
痰グラム染色：扁平上皮（2＋），WBC（1＋），グラム陽性球菌（2＋）・貪食なし

プロブレムリストの作成

Dr. 森本 これからこの基礎資料（表01-1）をもとに入院時のプロブレムリストを作成してみましょう．それでは研太くん，咲紀さん，プロブレム（＝病気）がいくつありそうかを考えてみて下さい．

研太 20年前からの糖尿病と，TUR-Bt後まだ半年の膀胱癌．労作時の息切れがあって，呼吸状態が悪く胸部X線上斑状影もあるので肺の病気もあると思います．

咲紀 それで良いと思うんだけど，肺については数年前からだんだん進行する労作時息切れを起こす病気がもともとあって，入院前日から熱や咳が出てきて呼吸状態が悪くなっているので，新たに病気を発症したと私は考えます．

そうそう，咲紀さんの言うとおり時間経過に注目すると，肺には2つの病気があると考えるのが自然ですね．ではそのように考えて，基礎資料の病歴と所見を仕分けしてみましょう．

じゃあ，こういうふうに仕分けします（表01-2）．

そうですね．それで，この患者さんには4つのプロブレムがあるとわかりましたね．では次に，これらプロブレムに名前をつけてみましょう．

糖尿病は「糖尿病」，膀胱癌は「膀胱癌（TUR-Bt）」ではどうでしょう．

もともとヘビースモーカーで労作時息切れがあり，肺は過膨張しているので，「肺気腫症」があると思います．5月4日の発熱と咳，入院時の高CRP血症およびair bronchogramを伴う斑状影は肺炎の発症を示唆します．

2人とも良いと思います．では，次にこのプロブレムに，発生順に番号をつけて，プロブレムリストを作ってみましょう．日付は先ほど［X年○月○日］と書きましたが，省略して［X. ○. ○］でかまいません．

20年前から「糖尿病」，労作時息切れを自覚した数年前にはすでに「肺気腫症」があり，昨年「膀胱癌」，そして今

表01-2 基礎資料の病歴と所見の仕分け

A
20年前から糖尿病
グリベンクラミド 1.25 mg/日
HbA1c 6.0％前後
網膜症なし
Glu 157 mg/dL, HbA1c（NGSP）6.6％
尿：蛋白（−），糖（−），潜血（−），ケトン体（−）

B
X−1年12月18日膀胱癌 TUR-Bt 施行

C
X−1年まで喫煙20本以上/日×50年
徐々に増強した労作時息切れ
呼吸24回/分・補助呼吸筋使用顕著
SpO_2 93％（経鼻酸素1L）
両下肺 wheeze，心音減弱
pH 7.396, $PaCO_2$ 68.3 Torr, PaO_2 48.5 Torr, HCO_3^- 29.0 mEq/L
肺過膨張，滴状心

D
X年5月4日から悪寒，体温39℃，咳，白色痰
体温37.9℃，WBC 7,500/μL，CRP 10.17 mg/dL
右下肺 air bronchogram 伴う斑状影

「急性肺炎」が起こってきています．これでどうですか（表01-3）．

　ちょっと質問！ さっき咲紀さんが基礎資料を仕分けしたときに，血液ガス所見は肺気腫症に含めていたけど，急性肺炎に含めたほうが良いんじゃないの？

　もし肺気腫症がなかったら，この程度の急性肺炎でこの血液ガス所見になるかしらって考えたの．呼吸数24回の頻呼吸なんだけど，PaCO₂は68.3 Torrと低換気の状態でしょ．これは急性肺炎だけでは起こらない．でも肺気腫症だとこういうふうに炭酸ガスが溜まることがあるでしょ．PaO₂ 48.5 Torrっていう低酸素状態は急性肺炎も一つの原因だと思うんだけど，もとからある肺の機能が悪くて，このとき一時的に増悪したと考えて，血液ガス所見はまとめて肺気腫症に含めてみたの．

　短い間にいろいろ考えてるんだねー．

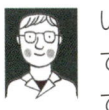

　いやいや，優秀な回答だと思います．では次にそれぞれのプロブレムについて，先ほどの仕分けした情報をもとに考察して計画を立ててみましょう．まず，#1の考察をしてみましょう．

　発症契機はよくわからないけど，少なくとも20年前から糖尿病と言われています．内服だけでコントロールは良いです．合併症としては，網膜症はなく，顕性蛋白尿はありません．

表01-3

● プロブレムリスト（入院時）

- #1　2型糖尿病 [X. 5.5]
- #2　肺気腫症 [X. 5.5]
- #3　膀胱癌（TUR-Bt）[X. 5.5]
- #4　急性肺炎 [X. 5.5]

　入院後の計画はどうしますか．

　問題となるほどの高血糖はないので，内服薬を入院後も継続します．

　急性感染症があって，食事摂取が十分できるかどうかわからないので，早朝空腹時血糖は測定します．

　良いと思います．では#2について考察してみましょう．

　もともと労作時息切れがありますが，#4を契機に著しい低換気状態となっています．治療として，まずは短時間作用型の気管支拡張薬吸入とステロイド点滴を行います．また，ナルコーシスにならないよう酸素飽和度を90〜94％くらいにするように酸素を投与します．

　経過の良し悪しの判断はどのようにしますか．

　翌朝に血液ガスを再検します．

　そうですね，それが良いと思います．あとは呼吸数，補助呼吸筋の使用，酸素飽和度，聴診の所見も含めて判断すると良いですね．では次#3にいきましょう．

　#3は内視鏡切除後5ヵ月で今後も再発の有無チェックが必要です．#2，#4が落ち着いたら，泌尿器科へ診察依頼をしようと思います．

　そうですね．では次，#4はどうですか．

　#1，#2のプロブレムを有する患者さんに発症した片側の急性肺炎です．#1，#2の存在は細菌性肺炎の発症

CASE 01　息切れを主訴に受診した75歳男性

率を高くします．病勢は突発的かつ性急であり，このケースでは膠原病肺といった特殊な肺炎を考えるよりも，細菌によって生じた急性肺炎と考えるべきです．血液培養を施行して，抗菌薬を投与します．経過の良し悪しは，体温や#2の経過から判断できると思います．2, 3日後に採血と胸部X線を予定します．

　喀痰のグラム染色ではグラム陽性球菌がみえていたけど……．

　扁平上皮が多く，肺炎部位からでなくおそらく口腔咽頭からの痰だと思います．この肺炎の起炎菌の判断は喀痰では難しいと思います．

　そうですね．いつも採取された検体を吟味しないといけませんね．それでは次に，これまでの考察をふまえて，入院時の計画をプロブレムごとに記載してみましょう．

　計画は**表01-4**のとおりです．

　よく計画されています．では，入院後の経過をみてみましょう．

表01-4

◉ 計画（入院時）

#1　2型糖尿病
　P）Dx：血糖1日4検
　　　Tx：糖尿病食1,600 kcal/日

#2　肺気腫症
　P）Dx：5月6日血液ガス
　　　Tx：1. プロカテノール30 μg 1日4回吸入
　　　　　2. mPSL 40 mg＋生食100 mL 1日4回点滴
　　　　　3. 酸素投与（0〜5 L，90%＜SpO₂＜94%）

#3　膀胱癌（TUR-Bt）
　P）なし

#4　急性肺炎
　P）Dx：1. 血液培養2セット
　　　　　2. 5月8日胸部X線，採血（血算・生化学）
　　　Tx：セフトリアキソン2 g＋生食100 mL 1日1回点滴

　血液ガス（5月15日経鼻酸素1 L 呼吸数12回/分）：pH 7.385, PaCO₂ 45.9 Torr, PaO₂ 66.9 Torr, HCO₃⁻ 26.1 mEq/L.

入院後経過

#1　2型糖尿病

　食事摂取量は5割程度，徐々に10割摂取．血糖は110〜150 mg/dL程度で推移．

#2　肺気腫症

　プロカテノール30 μg 1日4回吸入，mPSL 40 mg×4/日点滴静注．徐々にPaCO₂低下，酸素0.5〜1 L投与でSpO₂ 90〜93%程度で維持．mPSLは1週間で中止．呼吸リハビリ施行．

#4　急性肺炎

　翌日より36℃台．セフトリアキソン2 g/日を10日間投与して終了．胸部X線写真（5月15日）：右下肺斑状影消失．血液培養：陰性．痰培養：口腔内常在菌のみ．

　5月15日時点のプロブレムリストはどうなりますか．

　急性肺炎は治癒したと考えます．**表01-5**のようにしました．

表 01-5

◉ プロブレムリスト（5月15日）
#1 2型糖尿病 [X.5.5]
#2 肺気腫症 [X.5.5]
#3 膀胱癌（TUR-Bt）[X.5.5]
#4 急性肺炎 [X.5.5]→治癒 [X.5.15]〈済〉

表 01-6

◉ 計画（5月15日）
#2 肺気腫症
　P）Dx：スパイログラム
　　　Tx：1．酸素投与（0〜5L，SpO_2＞90％）
　　　　　2．呼吸リハビリ継続
　　　　　3．チオトロピウム 18μg 1日1回吸入，サルメテロール 50μg 1日2回吸入

#3 膀胱癌（TUR-Bt）
　P）Ex：1．泌尿器科受診

――肺炎は良くなったけど，#1，#2，#3 はこれからも継続して診ていく病気ですね．

――#1，#2，#3 について，退院までにすべきことはありますか．

――#1 については今の内服継続で良いと思います．#3 については，泌尿器科へ診察依頼します．

――#2 はこれまで無治療だったので，重症度評価をして長時間作用型の気管支拡張薬の導入を検討します．

――計画をまとめます（表01-6）．

――ではその後の経過です．

チオトロピウム 18μg 1日1回吸入，サルメテロール 50μg 1日2回吸入開始．6分間歩行試験 180 m，わずかな体動で SpO_2 80％台前半に低下．在宅酸素導入を勧めるも本人が強く拒否．前記治療と呼吸リハビリ継続したところ，安静時 SpO_2 95％前後，体動後 SpO_2 88％前後，体動時呼吸困難軽減したため退院とした．

#3 膀胱癌（TUR-Bt）

泌尿器科受診し，再発徴候なし．

――基礎資料をプロブレムごとに仕分けする過程で，血液ガス所見の解釈という問題が出てきました．きちんと解釈しないとプロブレムごとに仕分けできないことがわかったのではないでしょうか．そして，自分に足りない知識と不足している情報を知ることになりましたね．つまり補うべきものがわかったということです．

その後の経過

#2 肺気腫症

スパイログラム：$FEV_{1.0}$/FVC 0.54，%$FEV_{1.0}$ 43.3％，%VC 56.1％．心エコー：右房・右室拡大なし，PG（RV-RA）26.6 mmHg．

CASE 02　全身倦怠感，口渇で受診した33歳男性

表02-1　基礎資料

症　例　33歳男性
主　訴　全身倦怠感，口渇
既往歴　特記すべきものなし
家族歴　父：高血圧症・痛風，母：糖尿病，同胞に糖尿病患者なし
生活歴　喫煙なし，飲酒：缶ビール350 mL/日，食事は自分で作る，油物が好きで毎日食べる，清涼飲料水を習慣的に多飲（1,500 mL/日）
職　業　建築業

現病歴　生来健康であり，健診は受けていなかった．X年7月上旬より全身倦怠感と食欲低下が出現，徐々に増悪した．この頃から喉の渇きが強く，お茶やスポーツ飲料を毎日2～3L程度飲用していた．約1ヵ月間で7 kgの体重減少を生じて，8月17日当院内科受診した．これまで同様の症状はなかった．30歳頃の体重は90 kgだった．
過去の資料　なし

身体所見
身長：172 cm，体重：95.2 kg，血圧：142/68 mmHg，脈拍：88/分・整，体温：36.7℃，意識：清明，頭頸部：結膜貧血なし・強膜黄染なし・口腔内乾燥あり，皮膚：turgor低下，呼吸音：清，心音：整，腹部：平坦・軟・圧痛なし，四肢：浮腫なし・末梢動脈拍動すべて左右差なし・減弱なし，神経：脳神経所見異常なし・深部腱反射は上腕二頭筋・腕橈骨筋・上腕三頭筋・膝蓋腱でいずれも左右差なく正・アキレス腱は両側とも軽度減弱・振動覚は左右で軽度低下・触覚正常・位置覚正常・Babinski反射陰性

検査所見
検尿：蛋白（±），糖（3＋），ケトン体（3＋）
血算：WBC 9,500/μL，RBC 500万/μL，Hb 13.7 g/dL，Ht 47.0%，Plt 30.1万/μL
生化学：TP 7.2 g/dL，Alb 4.0 g/dL，T-B 0.8 mg/dL，AST 38 IU/L，ALT 78 IU/L，LDH 149 IU/L，ALP 410 IU/L，γGTP 64 IU/L，CK 80 IU/L，UA 8.2 mg/dL，AMY 50 IU/L，BUN 16.5 mg/dL，Cr 0.78 mg/dL，Na 128 mEq/L，K 4.5 mEq/L，Cl 89 mEq/L，T-Chol 343 mg/dL，TG 2,260 mg/dL，HDL-C 28 mg/dL，Glu 695 mg/dL，HbA1c（NGSP）13.7%，HBsAg（－），HCVAb（－）
総ケトン体6,230 μmol/L，アセト酢酸1,560 μmol/L，3-ヒドロキシ酢酸4,250 μmol/L
便潜血：陰性（2回）
血液ガス（室内気）：pH 7.38，PaO_2 97.0 Torr，$PaCO_2$ 41.2 Torr，HCO_3^- 23.4 mEq/L
胸部X線：明らかな異常影なし，CTR 43.0%，胸水なし
腹部CT：肝臓は軽度腫大し，びまん性に実質濃度の低下あり，胆嚢は壁肥厚なし，膵臓は腫大・萎縮・石灰化なし

プロブレムリストの作成

Dr. 森本 さあ，若い患者さんが入院してきましたね．さて，この患者さんの治療をしていきましょう．最初にすることは何ですか？

研太 生食輸液とインスリン！

咲紀 まずはプロブレムリストを作ることだと思います．

そうですね．救急処置はできていますから，情報を整理して評価検討してから治療を考えてみましょう．

わかりました．

さて，プロブレムリストを作る前に，これまでの情報（表02-1）から大事な部分を抜き出して，仕分けしましょう．これでどうでしょう（表02-2）．

"全身倦怠感，口渇，体重減少" を A のグループにした理由は何でしょうか．

高血糖状態では，尿中に多量に糖が排泄されるため，水分が糖に引っ張られて脱水状態となります．そのため口が渇きますし倦怠感も生じます．また，インスリンの分泌が十分でなければ，ブドウ糖を細胞内に取り込むことができず，糖代謝からの必要なエネルギーである ATP を作り出せなくなり，結果として体重減少を引き起こすものと考えました．

そうですね．これらの症状は A のグループと関係があると言って良いでしょう．低ナトリウム血症についてはどうでしょうか．

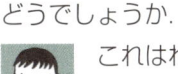

これはわかりますよ．食欲が落ちて塩分をあまり摂っていないとも考えられますが，受診時は高血糖状態です．高血糖状態ではみかけ上，低ナトリウム血症を認めることが知られています．補正式は……

実際の（補正した）血清 Na 濃度を，
$$補正Na濃度 = 実測Na + \{(血糖値-100)/100\} \times 1.65$$

の式で計算すると，
$$補正Na = 128 + \{(695-100)/100\} \times 1.65$$
$$= 137.8 \text{ mEq/L}$$

となります．

表02-2 基礎資料の病歴と所見の仕分け

〈A．血糖に関するグループ〉
- X年7月上旬より全身倦怠感が出現
- 食欲低下を認めるようになった
- 喉の渇きを自覚
- お茶やスポーツ飲料を毎日 2〜3 L 程度飲用
- 約1ヵ月間で7 kgの体重減少
- Na 128 mEq/L
- Glu 695 mg/dL, HbA1c（NGSP）13.7%
- 総ケトン体 6,230 μmol/L，尿ケトン体（3+）
- 尿糖（3+）

〈B．神経症状のグループ〉
- 振動覚軽度低下
- アキレス腱は両側とも軽度減弱

〈C．脂肪肝に関するグループ〉
- ALT 78 IU/L
- T-Chol 343 mg/dL, TG 2,260 mg/dL, HDL-C 28 mg/dL
- 腹部CT：肝臓は軽度腫大，びまん性に実質濃度の低下

そうですね，この場合，正ナトリウム血症ですので，補液は半生食での開始が推奨されています．では，Bの神経症状を呈するグループについてですが，これはどう考えますか．

この患者さんは糖尿病の進行により合併症として末梢神経障害を生じていると思います．

Cの脂肪肝に関するグループについてはどうでしょうか．

高ALT血症は，腹部CTで指摘された脂肪肝が原因と考えられます．B型肝炎抗原とC型肝炎抗体は陰性で，肝炎ウイルスの関与を考える必要はないでしょう．さらに，脂肪肝の原因として，飲酒量が少ないこと（エタノール換算20 g/日未満）や高γGTP血症がないことから，アルコールは否定的です．高度肥満があることから，単純性脂肪肝だと思います．

いいですね．神経症状は糖尿病の合併症と考えたわけですね．いくつかのキーワードが挙がりましたが，主病態としては2つということになりますね．この患者さんは高血糖を認め，HbA1c（NGSP）が6.9を大幅に上回っていることから，糖尿病と確定診断できます．未治療であり，尿ケトン体が陽性であることから，糖の利用障害を起こしケトーシスを生じていると考えられます．明らかなアシドーシスは認めず，産生されたケトン体の量はケトアシドーシスを呈するほどの多量ではないと推測できます．しかしながら，上述したように糖の利用障害を認めるため，病態の改善にはインスリンが必要となりますね．プロブレムリストはどうしましょうか．

Cの脂肪肝のグループをまとめた表現として，そのまま脂肪肝を挙げます．

もう一つは，AとBを合わせたプロブレムを考えます．神経症はあると思いますが，今のところ軽度であって生活に支障をきたすほどの合併症とは言いにくい状態です．プロブレム名は糖尿病とします．ただ，Aグループに含まれるケトーシスは，糖尿病とは別のプロブレムとしても良い気がします．

そうですね，#1として脂肪肝，#2として新規発症の糖尿病で良いでしょう．それと，ケトーシスは#2と関係がありますが，新たな病態が加わっているという考え方も悪くないと思います．プロブレムとして，「#3 ケトーシス」としても良いでしょう．今回は，表02-3のように作成しました．

次に，プロブレムリストの考察をしてみましょう．

#1については単純性脂肪肝か，非アルコール性脂肪肝炎（NASH）かというのが大事な鑑別でしょうか．NASHっぽいなら肝生検ですかね．

血液生化学検査で，単純性脂肪肝かNASHかの鑑別はある程度可能です．NASHは線維化を伴い，炎症や肝細胞変性・壊死も存在するので崩壊肝細胞量を反映する血清トランスアミナーゼ（ALT値）がより高値で，線維増生のために血小板低下や線維化マーカー（ヒアルロン酸やIV型コラーゲン）高値例が多く，インスリン抵抗性の指標であるHOMA-IR（空腹時血糖×血中インスリン値/405）高値，また，鉄蓄積の指標である血清フェリチン高値例が多くみられます．

表02-3

◎ プロブレムリスト
#1 脂肪肝 ［X. 8.17］
#2 糖尿病 ［X. 8.17］

#2について．全身倦怠感，口渇，体重減少で発見された糖尿病です．清涼飲料水の多飲習慣があり肥満があることからエネルギー摂取過多が疑われます．高血糖状態であり，糖尿病性ケトアシドーシス（DKA）や高血糖高浸透圧症候群（HHS）ではないかを検討します．本症例では，意識障害はなく，尿ケトン陽性ですがアシドーシスは認めていないことから，インスリン分泌低下があるが，DKAまでには至っていない状況と考えられます．HHSでは内因性インスリン分泌は保たれ，高血糖による血清浸透圧上昇が主病態であり，今回の症例とは異なると言えます．

他疾患に続発する2次性糖尿病を鑑別するために，腹部CTや腹部超音波検査による膵臓の画像的評価は必要ですが，受診時の腹部CTでは膵臓や副腎に画像的な異常はなく，2次性糖尿病は否定できます．当症例は，肥満の既往，家族歴を有することから2型糖尿病が疑われますが，年齢がやや若い印象があり，1型糖尿病の可能性をふまえて，抗GAD抗体，尿中CPRを測定します．

そうですね，1型と2型の鑑別，画像的な膵臓や副腎の評価は必要です．ポイントとして青年期の肥満男性に起こった高血糖状態ということに着目しましょう．また，糖尿病の合併症評価も行いましょう．計画は**表02-4**のようになります．

その後の追加検査の結果は**表02-5**のとおりです．

肝生検の結果，NASH Stage 2と診断されました．やはり肝線維化マーカーやフェリチンは軽度上昇を示していました．

NASHと診断されるのは，脂肪肝の約10%程度と言われています．今後肝硬変，肝癌へと進行するおそれがあり，早急の生活習慣の改善が必要ですね．

表02-4

◉ 計画（入院時）

#1　脂肪肝
　P）Dx：肝生検，ヒアルロン酸，Ⅳ型コラーゲン，HOMA-IR，フェリチン

#2　糖尿病
　P）Dx：抗GAD抗体，眼科受診，蓄尿検査，ABI，神経伝導速度（MCV）

表02-5　追加検査の結果

肝生検：小葉中心性の大滴性の脂肪沈着中等度，肝細胞の風船様膨化，核の空胞化，門脈域炎症軽度，部分的な線維化あり，架橋形成なし
→Brunt分類 Grade 2，Stage 2
ヒアルロン酸 65 ng/mL，Ⅳ型コラーゲン 182 ng/mL，HOMA-IR 1.34，フェリチン 322 ng/mL
抗GAD抗体＜0.3 U/mL，尿中CPR 2.6 μg/日
眼底所見：正常所見，ABI：正常範囲
Ccr 88.7 mL/分，尿中微量Alb 10.7 mg/gCr
→腎症 Stage 1

1型で多くの場合陽性となる抗GAD抗体は陰性でした．尿中CPRは低値で，インスリン分泌は低下しています．糖尿病の合併症は軽度でした．今回の発症のきっかけは何だったんでしょうね．

ペットボトル症候群と言って良いんじゃないでしょうか（**図02-1**）．糖分を含んだ飲料水の摂取で高血糖状態になり，高血糖是正のため尿中に多量に糖が排泄され，高浸透圧利尿のため脱水が生じます．口渇を覚え，さらに清涼飲料水を飲むという悪循環になります．悪循環の過程で，インスリンの効きが悪くなって（糖毒性），さらにインスリン分泌が低下することで，嫌気性代謝になって，ケトーシスやケトアシドーシスを生じます．

ペットボトル症候群（清涼飲料水ケトーシス）は肥満を有する若い男性に多く，その大部分は糖尿病新規発症例

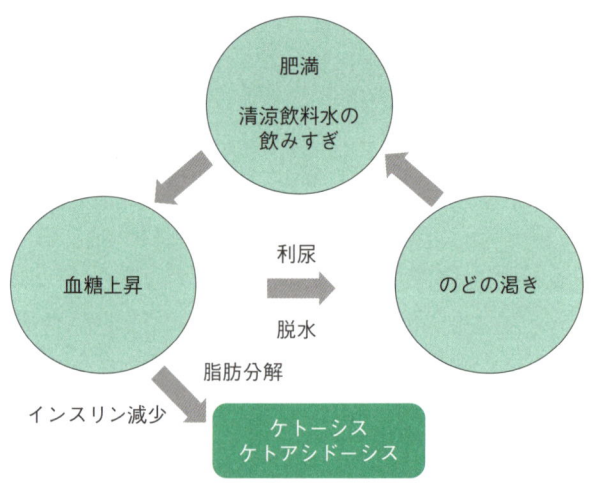

図02-1 ペットボトル症候群（清涼飲料水ケトーシス）を引き起こす概略図

です．治療初期には多量のインスリンを要しますが，糖毒性の解除とともに内因性のインスリン分泌が回復し，必要インスリン注射量は減少し最終的には中止できる場合が多いとされています．最終プロブレムリストを示します（表02-6）．

表02-6

◉ 最終プロブレムリスト
♯1 脂肪肝 [X. 8.17]
　　→非アルコール性脂肪肝炎 [X. 8.31]
♯2 糖尿病 [X. 8.17]→2型糖尿病 [X. 8.31]

入院後経過

入院後，ただちに補液とインスリン療法を開始したところ，血糖値は第2病日には200 mg/dL台まで低下し，高血糖は速やかに是正された．HOMA-IR 1.34であり，高血糖の原因は，インスリン抵抗性というよりもインスリン分泌低下が主体と考えられた．尿中CPRは第21病日には120 μg/日とインスリン自己分泌はほぼ正常範囲となり，退院後にインスリン療法を離脱，食事・運動療法のみで良好な血糖コントロールの維持が可能となった．

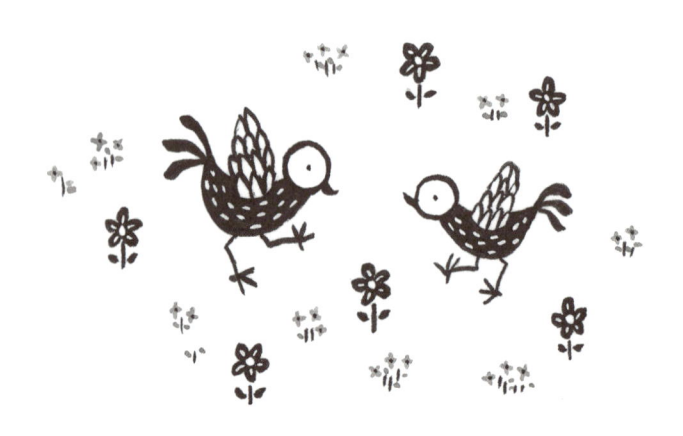

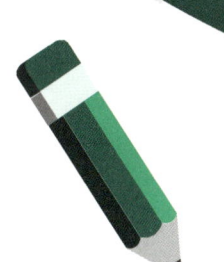

II プロブレムどうしの関係を考えよう

CASE 03　全身性浮腫，息切れで入院した57歳女性

表03-1　基礎資料

症例　57歳女性
主訴　浮腫，息切れ
既往歴　虫垂切除（16歳）
家族歴　母：高血圧，糖尿病，弟：糖尿病，喘息
生活歴　飲酒：なし，喫煙：20本/日×45年
職業　事務職
内服薬　アムロジピン5 mg・ロサルタン50 mg・ボグリボース0.3 mg×3・グリメピリド1 mg/日
アレルギー　なし
現病歴　30歳代の頃ジムで血圧測定150～160 mmHg．47歳頃より目のかすみ．このときはじめて糖尿病と高血圧を指摘され，眼科で糖尿病網膜症に対してレーザー治療を受けた．50歳頃から両膝痛く変形性膝関節症と言われた．両足先に少ししびれ．手のしびれなし．
　1ヵ月前より労作時息切れあり，次第に増強した．夕方には足に靴下の跡がつくようになった．ここ2～3週間は食事量減ったが，体重はむしろ増えた（＋6 kg/3ヵ月）．1週間前から臥位になると息苦しく夜なかなか眠れなくなった．むくみ，息切れが良くならないためX年1月28日受診．

過去の資料　〈眼科退院サマリー・外来カルテ〉X－10年7月右増殖前網膜症，左増殖網膜症．同年10月両眼光凝固．X－1年6月両側眼底に点状・しみ状出血認め，前回（1年前）と変わりない．
〈内科外来カルテ〉X－10年6月体重85 kg，血圧180/85 mmHg．BS 293 mg/dL，HbA1c 9.4%．尿：蛋白（2+），糖（4+），潜血（－），ケトン体（－）．食事指導（25 kcal/kg），アムロジピン5 mg・ボグリボース0.3 mg×3・グリメピリド1 mg/日内服．X－10年11月 HbA1c 7.6%，A医院へ紹介．
〈A医院紹介状〉（上記内服に加えて）ロサルタン50 mg/日内服．血圧は130～150/65～85 mmHg，時に180 mmHg．ここ数年は体重63 kg前後，HbA1c 6.5～7.0%

身体所見
身長：156 cm，**体重**：69.0 kg，**血圧**：160/98 mmHg，**脈拍**：105/分・整，**体温**：37.0℃，SpO₂：91%（室内気），**頭頸部**：結膜貧血なし・強膜黄染なし，**呼吸音**：両側肺底部 fine crackle，**心音**：整，**腹部**：平坦・軟・圧痛なし・肝脾触知せず，**四肢**：下腿浮腫＋/＋，**筋骨格**：両膝関節可動域制限（屈曲90°/90°），**神経**：深部腱反射は上腕二頭筋腱＋/＋膝蓋腱－/－アキレス腱－/－・病的反射なし

検査所見
検尿：比重1.020，蛋白（2+），糖（－），潜血（－），ケトン体（－）
血算：WBC 4,500/μL，Hb 12.7 g/dL，Plt 17.3万/μL
生化学：TP 6.4 g/dL，Alb 3.9 g/dL，AST 49 IU/L，ALT 28 IU/L，LDH 343 IU/L，ALP 223 IU/L，γGTP 40 IU/L，CK 134 IU/L，BUN 20.5 mg/dL，Cr 0.95 mg/dL，Na 142.3 mEq/L，K 3.9 mEq/L，Cl 102 mEq/L，BS 125 mg/dL，HbA1c（NGSP）6.4%，CRP 0.31 mg/dL，Troponin T（－），FABP（－）
心電図：心拍110/分，洞調律，V1S+V5R 4.5 mV，V4～6でT波陰性
胸部X線：両側CPA鋭，CTR 60%，肺静脈拡大，上葉への肺紋理増強
心エコー：EF 41%（壁運動正），心室中隔/後壁厚12/12 mm，左房径43.5 mm，左室収縮期/拡張期径 48.8/61.5 mm，E/A 1.56，下大静脈20 mm・呼吸性変動少

プロブレムリストの作成

Dr.森本 この基礎資料（**表03-1**）をもとに入院時のプロブレムリストを作りましょう．まずは，プロブレム，つまり病気がいくつありそうかを考えます．

研太 もともと高血圧症と糖尿病と変形性膝関節症があり，1ヵ月前からむくみと労作時息切れを起こす病気を発症した……というふうに思います．

咲紀 この患者さんには糖尿病網膜症がありそうです．目のかすみという症状があり治療が必要だと思います．プロブレムとすべきでしょうか．

状態によっては1つのプロブレムと理解することが適切でしょう．プロブレムと考えて，基礎資料を仕分けしてみましょう．

じゃあ，やってみます（**表03-2**）．

ここで5つのプロブレム，つまり，病気があるとわかりました．では次に，これらのプロブレムに名前をつけてみましょう．

Aは「高血圧症」，Bは「糖尿病」，Cは「糖尿病網膜症」，Dは「変形性膝関節症」．1ヵ月前から労作時息切れがあり，両下腿浮腫から全身性浮腫へと徐々に悪化してきて，ついに起座呼吸も出てきました．胸

表03-2　基礎資料の病歴と所見の仕分け

A
母：高血圧
30歳代 血圧 150～160 mmHg
X－10年 血圧 180/85 mmHg
血圧 130～150/65～85 mmHg 時に 180 mmHg
心電図：V1S＋V5R 4.5 mV，V4～6でT波陰性
心エコー：心室中隔/後壁厚 12/12 mm，E/A 1.56

B
母・弟：糖尿病
X－10年 身長 156 cm，体重 85 kg
　　　　 BS 293 mg/dL，HbA1c 9.4％，尿：蛋白（2＋），糖（4＋），潜血（－），ケトン体（－）
ここ数年体重 63 kg 前後，HbA1c 6.5～7.0％
両足先に少ししびれ
深部腱反射：上腕二頭筋腱＋/＋膝蓋腱－/－アキレス腱－/－
BS 125 mg/dL，HbA1c（NGSP）6.4％
尿：蛋白（2＋），糖（－），ケトン体（－）

C
X－10年　　　　目のかすみ
X－10年7月　　右増殖前網膜症，左増殖網膜症
X－10年10月　両眼光凝固
X－1年6月　　両側眼底点状・しみ状出血

D
7年前から両膝関節痛，変形性膝関節症
両膝関節可動域制限（屈曲 90°/90°）

E
1ヵ月前より労作時息切れ
体重増加（＋6 kg/3ヵ月）
1週間前から臥位で息苦しい
体重 69.0 kg，血圧 160/98 mmHg，脈拍 105/分・整，SpO₂ 91％（室内気）
呼吸音：両側肺底部 fine crackle，下腿浮腫＋/＋
心電図：心拍 110/分，洞調律
胸部X線：CTR 60％，肺静脈拡大，上葉への肺紋理増強
心エコー：EF 41％（壁運動正），左房径 43.5 mm，左室収縮期/拡張期径 48.8/61.5 mm，下大静脈 20 mm・呼吸性変動少

部単純X線で心拡大・肺うっ血がありました．Eは「心不全」だと思います．

Eについて順番に考えてみましょう．この患者さんでは心不全以外の病気による全身性浮腫ではないと言えるでしょうか．そもそも浮腫が起こるメカニズムはどんなものでしょう．

浮腫は膠質浸透圧低下・静水圧上昇・血管透過性亢進のいずれかによって起こります．全身性浮腫は主として前2者の病態で生じます．

この患者さんではどうでしょう．

低アルブミン血症はなく膠質浸透圧は正常です．心エコーの所見では下大静脈が拡張して呼吸変動が少ないことから，右心拍出量が静脈還流量を下回り，下大静脈圧の上昇つまり静水圧が上昇しているとわかります．全身の静水圧上昇は腎不全か心不全によります．この患者さんは腎不全ではありません．この患者さんの労作時息切れは，心不全で十分説明できます．

大変良い回答でした．そう理解したとわかるプロブレム名にしましょう．

それなら，「うっ血性心不全」はどうですか．

それが良いです．では病気が起こってきた順番に番号をつけて，プロブレムリストを作ってみましょう．

これでいかがですか（表03-3）．

良いですね．さて，次にそれぞれのプロブレムについて，先ほどの仕分けした情報をもとに考察して，計画を立ててみましょう．

表03-3

● プロブレムリスト
- ＃1　高血圧症　[X.1.28]
- ＃2　2型糖尿病　[X.1.28]
- ＃3　糖尿病網膜症（＃2）[X.1.28]
- ＃4　変形性膝関節症　[X.1.28]
- ＃5　うっ血性心不全　[X.1.28]

＃1は，少なくとも30歳代から血圧が高く，10年前から降圧薬を内服してますが，コントロールは良好とは言えません．心電図・心エコーから心肥大があるとわかります．内服薬は継続として，1日2回血圧測定が必要です．

＃2は，10年前には高度肥満・高血糖がありましたが，食事制限と投薬でまずまずのコントロールが得られていました．診断時にはすでに＃3があり，蛋白陽性で顕性腎症もありました．少なくとも診断の数年前には発症していたと考えられます．両側足先のしびれがあり，年齢のわりに下肢深部腱反射が消失しているため，糖尿病多発ニューロパチーがあると思います．治療としては今の内服薬を継続とします．日頃の血糖コントロールは良いので，1～2日空腹時血糖（FBS）と食後血糖を測定して，血糖値が良い値であれば以後血糖測定は不要とします．

＃3，＃4は仕分けのとおりで，特に今は介入しません．

＃5は，プロブレム命名のときに考察したとおりです．

入院時血圧が＃1ではなく＃5に仕分けされていますが，どういうふうに考えましたか．

全身性浮腫があり溢水状態と考えます．つまり，溢水で血液量が増加すれば収縮期・拡張期血圧は上昇します．

それで入院時血圧は#5に仕分けしました．

　なるほど．ところで「心不全」というのは心臓が十分機能していない状態だと言っているわけですが，どうして心臓が十分機能しないのでしょうか．その原因の心臓の疾患について考えなければなりませんね．たとえば急性左心不全になるような心臓の疾患には，急性心筋梗塞があります．この患者さんの場合はどうでしょうか．

　心エコーをみると，左室収縮能はまずまず，明らかな弁膜症はありません．左心と右心の間の肺にも病気はありません．

　「心不全」なのに心臓の疾患はないということですか．

　収縮能は良いようですが，拡張能はどうでしょうか．

　この患者は#1に述べたとおり心肥大があります．この年齢でE/A>1と高度の拡張障害が示唆されています．拡張障害がある高血圧性肥大心に起こった心不全と言って良いと思います．

　そのとおり．今の考察をふまえてプロブレムを展開してみて下さい．

　プロブレムを以下のように展開します．

　　#5　うっ血性心不全［X.1.28］→#5 うっ血性心不全（#1）［X.1.28］

　では，治療はどうでしょうか．

　減塩3g/日と利尿薬内服とします．毎日体重測定で浮腫の減少を確かめます．浮腫の改善があれば，1週間後ぐらいに胸部X線を再検します．心不全が良くなったらβブロッカーも内服してもらいたいです．

　では，これまでの考察をふまえて，入院時の計画をプロブレムごとに記載してみましょう．

　計画は表03-4のとおりです．

　では，その後の経過をみてみましょう．

入院後経過

#1 高血圧症

1週間後には血圧120〜140/70 mmHg 程度．

表03-4

◉ 計画（入院時）

#1　高血圧症
　　P）Dx：血圧2検
　　　　Tx：アムロジピン5mg・ロサルタン50 mg/日

#2　2型糖尿病
　　P）Dx：血糖1日1検（朝食前）
　　　　Tx：1．1,400 kcal/日
　　　　　　2．ボグリボース0.3mg×3・グリメピリド1mg/日

#3　糖尿病網膜症（#2）
　　P）なし

#4　変形性膝関節症
　　P）なし

#5　うっ血性心不全（#1）
　　P）Dx：1．毎日体重測定
　　　　　　2．（2月4日）胸部X線
　　　　Tx：1．フロセミド40 mg・スピロノラクトン25 mg/日
　　　　　　2．減塩3g/日

#2 2型糖尿病

空腹時血糖 132 mg/dL，115 mg/dL．血糖測定終了．

#5 うっ血性心不全（#1）

体重は徐々に減少し，1週間後（2月4日）体重 63.7 kg，下腿浮腫は軽減するも残存，胸部X線；CTR 52％．体重 62.0 kg 前後で安定，浮腫・労作時息切れも消失．カルベジロール 2.5 mg/日より開始，5 mg/日まで増量して退院．

プロブレムの考察で，心不全を起こした心臓の疾患について考えました．「心不全」は心臓が機能不全になった状態です．次にそのような機能不全になった心臓自体の異常は何か，つまり心臓の病理形態的疾患について考察しました．そしてその考察結果をふまえてプロブレムを展開しました．

このことは，他の臓器についても同様です．たとえば，腎不全，肝不全，呼吸不全，低血糖症，甲状腺機能亢進症，甲状腺機能低下症，副腎不全，汎下垂体機能不全等々は生理機能的状態を表しています．このような状態であるとわかれば，次にはそのような状態に至らしめたそもそもの病理形態的疾患は何かと考えることで，病気をより深く理解できます．そして，その理解の深まりが，展開されたプロブレム名に端的に表されることになります（p11，図3参照）．

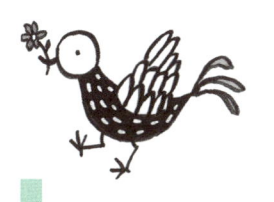

コラム ❻ 経管栄養から思ったこと

高齢で寝たきり症の患者さんを診ることがよくあります．

ご家族に，「経管栄養をするのか，看取るのか」という話を幾度となくしてきました．「先生ならどうしますか？」と聞かれたことも何度かあります．しかし，自分の個人的な意見を言うのは……と思って答えてきませんでした．患者さん側の判断に影響を与えてはいけない，と理屈をつけていましたが，私自身が怖がっていたのかもしれません．

ふつうに考えてみれば，患者さん側は医学については素人です．生死を決める選択をするにあたって，自分よりも事態を理解している人の考えを知ろうとするのはごく自然なことです．今の私なら答えられます．

というのも，ある頃から，患者さん側の選択も自身のこととして感じるようになったのです．患者さんに肩入れするとか，情が移ったとか，そういうことではありません．自分の親や自分自身が患者さんのような状況になったら……と考えるようになったのです．生き物は，命終わるときには終わるのだ．それが自分のことでもあると感じるようになりました．

私が高齢で寝たきりになったなら，どうか静かに看取ってほしい．目の前の患者さんは，それがそのまま認められる社会であるための第一歩だ，とそんなことを思いました．自分もこの社会の一員であると鮮明に意識した瞬間でした．

CASE 04　嚥下障害と咳を訴えて来院した81歳女性

表04-1　基礎資料

症　例　81歳女性
主　訴　咳
既往歴・家族歴　なし
生活歴　喫煙なし，飲酒なし
職　業　無職
現病歴　生来健康．これまで糖尿病，高血圧，高脂血症を指摘されたことはなかった．X年3月27日夕方から急に食事が飲み込めなくなった．食事を無理に飲み込もうとするとむせた．唾液も飲み込めず，吐き出して過ごしていた．発熱はなかった．飲み込まなければ，咳，痰もなかった．手足に麻痺はない．頭痛やめまいはない．嚥下できない以外はいつもと変わりなかった．3月28日内科受診し感冒と診断されて帰宅となった．以後も食事，水分ともに飲み込めないため，3月30日耳鼻科を受診し喉頭ファイバーにて異常なしと言われ帰宅となった．同日より咳き込み，発熱あり内科を再受診した．
過去の資料　なし

身体所見
血圧：160/70 mmHg，脈拍：78/分・整，体温：37.5℃，呼吸：25回/分，意識：清明，頭頸部：結膜貧血なし・強膜黄染なし・口腔内唾液貯留著明，体表リンパ節：触知せず，呼吸音：両背側肺底部にて fine crackle 聴取（右に優位），心音：心尖部に Levine 2/6 の収縮期駆出性雑音，腹部：平坦・軟・圧痛なし，四肢：浮腫なし，神経：瞳孔両側3mm対光反射両側迅速・眼球運動異常なし・眼振なし・左口角牽引やや不良・ラ行発音不明瞭・左顔面・右体幹・右上下肢にて温痛覚低下・位置覚正常・振動覚正常・深部腱反射左右差なし・MMTすべて5/5・Babinski 反射両側陰性・Barre 徴候陰性・Romberg 徴候陰性・指鼻指試験正常・歩行正常

検査所見
検尿：比重1.015, pH 5.5, 蛋白（－），糖（－），潜血（－），ケトン体（－），ウロビリノーゲン（－）
血算：WBC 10,800/μL, Hb 12.2 g/dL, MCV 96.2 fL, Plt 19.2万/μL
生化学：TP 7.0 g/dL, Alb 3.3 g/dL, AST 35 IU/L, ALT 22 IU/L, LDH 364 IU/L, ALP 304 IU/L, γGTP 12 IU/L, BUN 47.2 mg/dL, Cr 0.93 mg/dL, Na 144 mEq/L, K 4.1 mEq/L, Cl 105 mEq/L, UA 5.2 mg/dL, T-Chol 178 mg/dL, TG 89 mg/dL, Glu 98 mg/dL, HbA1c（NGSP）5.8%, CRP 12.09 mg/dL
心電図：洞調律，正常範囲内
胸部X線：右下肺に淡い斑状影
頭部CT：明らかな低・高吸収域なし，占拠性病変なし，脈絡叢および松果体に石灰化あり

プロブレムリストの作成

Dr. 森本 今回は発熱を伴う咳を訴えて来院した高齢女性の症例です（**表 04-1**）．

研太 高齢者がむせるようになって発熱と咳なので誤嚥性肺炎ですよね？よくある話のように思いますけど．

咲紀 でもこの患者さんの場合，結構急に嚥下障害が起こっていますよね．まずは嚥下障害について考えたほうが良さそうですね．本人の自覚症状は嚥下の問題だけですが，身体所見上は構音障害や温痛覚低下があります．これらも今回はじめて出現したと考えたほうがいいでしょうね．

これまでこれといった病気のない人で，自覚もないですからね．ここでは神経の身体所見はまとめて考えたほうが良いでしょうね．

基礎資料の病歴と所見を仕分けしてみます．**表 04-2** のようにきれいに2つに分けることができました．発熱のグループは，肺炎だと思います．しかも嚥下障害が出現してからの発症なので，誤嚥性肺炎だと思います．やはり嚥下障害についてしっかり評価することが大事だと思います．

そうですね．状況的にここは誤嚥性肺炎と言って良いと思います．嚥下障害のグループは症状・所見が多彩ですね．

プロブレムリストを作成して下さい．

表 04-3 のようにプロブレムリストを作成します．

プロブレムごとに考察をしていきましょう．#1に関して考察して下さい．

嚥下障害がどんな病態に基づくかを知る必要があります．大きく分ければ，機械性と運動性になります．機械性とは物理的な狭窄や圧迫によるもので，今回のように急性の発症では考えにくいです．運動性，つまり脳や神経，筋の障害によるものと考えたほうが良いと思います．鑑別が**表 04-4** のように書かれていました．

#2に対しては，口腔内常在菌をカバーするような抗生物質を選択する必要があります．

#1の鑑別はいろいろありますが，急性発症で構音障害，左右の温痛覚障害などを考慮するとほとんど残りません．脳血管障害が有力で，一応多発性硬化症は残ります．

表 04-3

プロブレムリスト
#1 嚥下障害 ［X. 3.30］
#2 誤嚥性肺炎 ［X. 3.30］

表 04-2 基礎資料の病歴と所見の仕分け

〈A．嚥下障害のグループ〉
 嚥下困難
 高血圧
 左口角牽引不良
 構音障害
 左顔面・右体幹・右上下肢の温痛覚低下

〈B．発熱のグループ〉
 咳
 発熱
 頻呼吸
 胸部ラ音
 CRP 高値
 肺斑状影

表04-4 運動性嚥下障害の鑑別診断

I．大脳皮質と脳幹の疾患
　A　意識変容または認知症
　B　認知機能正常
　　　脳血管障害，錐体外路病変
　　　多発性硬化症
　　　筋萎縮性側索硬化症
II．脳神経疾患（V，VII，IX，X，XII）
　A　脳底髄膜炎
　B　神経損傷
　C　神経障害
III．神経筋疾患
　A　重症筋無力症
　B　Lambert-Eaton症候群
　C　ボツリヌス毒素
　D　薬物
IV．筋疾患
　A　筋炎
　B　代謝性ミオパチー
　C　原発性ミオパチー

そうですね，発症様式，頻度から脳血管障害を最も疑います．神経疾患の場合には，研太くんのように原因を考えることと，症状と所見からどの部分が障害されているかを考えることが必要です．

嚥下が悪くて，構音障害があって，左右の温痛覚障害があるっていうのは脳幹だと思います．脳幹って複雑なんですよね．

左顔面と右体幹・右上下肢の温痛覚低下がみられていて交代性に感覚障害があり，橋か延髄の病変があると思います．麻痺がないこと，おそらく球麻痺を伴うことを考えると，延髄外側症候群が疑われます．

延髄外側の脳梗塞……これって何か名前がついていませんでしたっけ？　えっと……．

Wallenberg！

そう，Wallenberg（ワレンベルグ）症候群．言われてみると嚥下障害，構音障害，患側の感覚障害，対側の温痛覚低下と見事にあてはまりますね．でも眼振やHorner（ホルネル）症候群も教科書に書いてあったような気がしますが．

この患者さんの場合，縮瞳や眼瞼下垂はありませんでした．小脳失調もはっきりしません．

確かに典型的なWallenberg症候群にはそういった所見があります．しかし，椎骨動脈から分岐した穿通枝や後下小脳動脈の閉塞による梗塞だと，部分的な症状にとどまることがあります．今回の例も不全型Wallenberg症候群でしょう．

では表04-5にプランを示します．

入院後経過

頭部MRI拡散強調画像にて左延髄外側にhigh intensity areaを認めました（写真04-1）．

左延髄外側の脳梗塞と診断し，すでに発症から3日経過していたためエダラボンなどを使用せずアスピリンの内服を開始しました．その後嚥下困難以外に症状の出現を認めず，嚥下リハビリテーションを継続しました．当初は嚥下反射をほとんど認めず，摂食不可能だったため，経鼻胃管による経管栄養を行いましたが，その

表04-5

◉ 計画（入院時）

#1　嚥下障害
　　P）Dx：頭部MRI（拡散強調画像を含む）

#2　誤嚥性肺炎
　　P）Tx：ABPC/SBT 1.5g×4/日
　　　　Ex：絶飲食

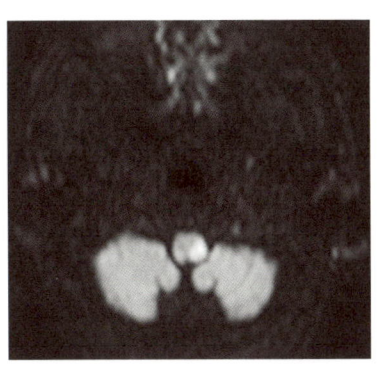

写真 04-1　頭部 MRI 拡散強調画像

表 04-6

◉ 最終プロブレムリスト
#1　嚥下障害 [X. 3.30] → 延髄梗塞 [X. 3.30]
#2　誤嚥性肺炎 [X. 3.30]
　　→治癒〈済〉[X. 4.14]

後徐々に嚥下機能が回復し、ほぼむせなく飲食可能となり、4月29日退院となりました。
よって最終的なプロブレムリストは表 04-6 のようになります。

　問診では嚥下障害と発熱以外には気づきませんでしたが、身体所見をしっかりとることで多くのヒントがみえてきましたね。

　嚥下障害だけにとらわれると診断まで道のりが遠くなりますが、このように問診、身体所見を照らし合わせて評価していけば、診断のために何をすれば良いかわかります。大事なことは、所見を見落とさずに拾い上げて病態を考えることです。

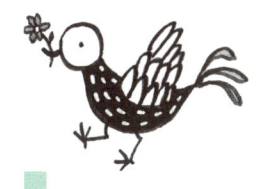

コラム ❼ 気をつけよう、ノートパソコンとのにらめっこ

　2002 年の年末のことです。ある学会への発表準備のため、診療が終わると毎日紙カルテをいくつもひっくり返して、データをノートパソコンに転記することを長時間繰り返していました。すると、1ヵ月くらいした頃から、右肩甲骨と脊柱の間が痛くなり出して、次第に両手先がしびれるようになってきたのです。2003 年1月になって、寝ているときはまだ良いのですが、起きるとこの痛みとしびれが非常に強くなってとても我慢ができなくなり、ついに整形外科に駆け込みました。診察を受けたときは、四肢の腱反射が亢進し、両側で Babinski 反射が自分に出るのをみて驚きました。MRI で頸椎症と診断され、ついにドクターストップとなったのです。幸い手術は免れましたが、2ヵ月間は完全な寝たきり状態で、仕事に完全に復帰できたのは 2004 年1月になってからでした。ノートパソコンをひたすらのぞき込む姿勢で見続けることで、頸椎椎間板に過度の負担がかかり、炎症を起こして頸髄やその神経根を圧迫したのです。恐るべし、ノートパソコン。

コラム ❽ 診察室より，30余年の経験から──その2

　器質疾患（organic disease）と機能性の不調（functional illness）を区別するために，診察時に患者さんの手の温度を確認します．手が冷たく湿潤であれば交感神経優位状態にあり，患者さんは緊張しており，多くの場合神経質です．手が温かければ発熱や甲状腺疾患以外，患者さんはくつろいでいて，不安感から不定愁訴を表明している可能性が低くなります．

　もう一つ，慢性器質疾患を除外する方法として，赤沈（ESR：erythrocyte sedimentation rate）があります．私はESRを含むスクリーニング血液検査が正常であれば，ほとんど器質疾患は除外できると思っていました．

　あるとき，どうも疲れやすいという中年男性が訪れました．診察すると手は冷たくありませんが，血液検査はESRも含め正常でした．少し様子をみるよう話して診察を終了しました．この患者さんはしばらくして，胸腺腫を指摘され当科を再診しました．患者さんは重症筋無力症で，易疲労感を訴えていたのです．

　手が温かい患者さんは，ESRが正常でも慎重に器質疾患を探さなければいけないと教えられました．

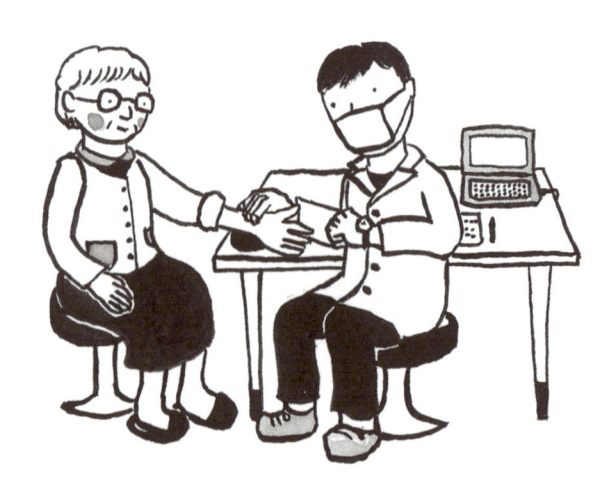

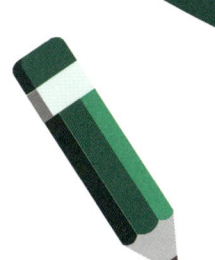

III プロブレムを展開しよう

CASE 05　膝痛と発熱のため来院した83歳女性

表05-1　基礎資料

症　例	83歳女性
主　訴	発熱，右膝痛
既往歴	なし

現病歴　生来健康．俳句作りが趣味で，街中までタクシーと電車で毎週通って句会に参加している．X-4年夏頃から腰痛，両足のしびれが出現．X-3年6月に近医で手術をして痛みやしびれは軽減していた．しかし，時々腰痛はあり，我慢していた．
　X年12月10日に38℃の発熱と右膝痛が出現，寒気もあった．11日午前3時頃に目が覚めたら急に右膝に激痛が走り，一人で立ち上がれなくなった．夜が明けたら右足全体が赤く腫れ上がっていることを自覚．当院に受診．

過去の資料　X-3年6月9日当院L4正・側；L1～2に骨棘形成，アライメントやや不良，L4～5関節面の骨硬化像あり（写真05-1）

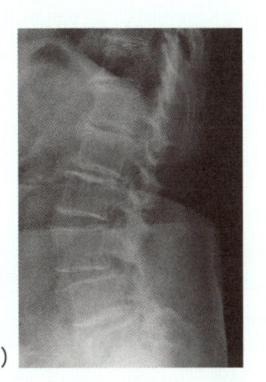

写真05-1
腰椎X線画像
（X-3年6月9日）

身体所見

血圧：130/62 mmHg，**脈拍**：124/分，**体温**：39.5℃，**呼吸**：12回/分，**意識**：清明・見当識障害なし・会話可能，**表情**：苦悶様，**頭頸部**：結膜蒼白・強膜黄染なし・咽頭発赤なし・口腔内乾燥あり，**呼吸音**：清，**心音**：整・雑音なし，**腹部**：平坦・軟・圧痛なし・血管雑音なし，**背部**：CVA叩打痛なし，**四肢**：右手関節；腫脹なし圧痛あり他動時疼痛あり・右膝関節；腫脹あり熱感あり他動時激痛あり・右下腿に浮腫あり

（次頁に続く）

表 05-1 の続き

検査所見

検尿：比重 1.025, pH 5.5, 蛋白 100, 糖（−）, ケトン体（−）, 潜血（+）, ウロビリノーゲン（−）, WBC 1未満/HPF, RBC 1〜4/HPF, 硝子円柱（+）, 顆粒円柱（+）
赤沈：140 mm/hr
血算：WBC 6,800/μL（Neu 78%, Lym 16.3%, Eos 0%）, Hb 8.0 g/dL, MCV 108 fL, Plt 18.7万/μL
生化学：TP 9.8 g/dL（Alb 23.2%, α_1-G 6.0%, α_2-G 10.0%, β-G 6.1%, γ-G 54.7%）, Alb 1.5 g/dL, AST 35 IU/L, ALT 21 IU/L, LDH 157 IU/L, ALP 133 IU/dL, γGTP 21 IU/L, T-B 0.6 mg/dL, CK 66 IU/L, BUN 45.2 mg/dL, Cr 0.73 mg/dL, Na 135 mEq/L, K 3.6 mEq/L, Cl 105 mEq/L, Ca 9.0 mg/dL（補正 Ca 11.5 mg/dL）, CRP 29.91 mg/dL
X線：腰椎（写真 05-2a）, 右膝関節（写真 05-2b）

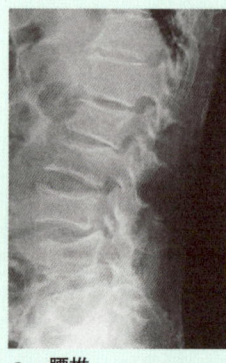

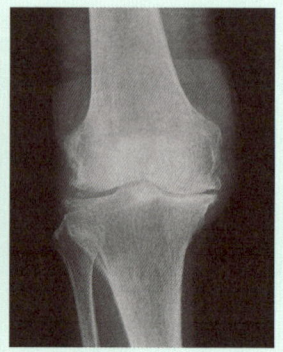

a. 腰椎　　b. 右膝関節
写真 05-2　X線画像（入院時）

プロブレムリストの作成

Dr. 森本 比較的元気な高齢女性が，急激な膝痛と発熱で来院しました（表 05-1）．この人の医学的に重要な情報をリストとして挙げてみましょう．

研太 表 05-2 のように挙げてみました．

すばらしい．研太くんはだいぶしっかりと挙げています．この中で，関節痛は関節炎とは言えないでしょうか？

表 05-2　重要情報のリスト

- 腰痛
- 発熱
- 膝関節痛
- 貧血
- 口腔内乾燥
- 高TP血症（高γグロブリン血症）
- 高尿素窒素血症
- 高カルシウム血症
- 高CRP血症
- 蛋白尿
- 腰部X線上椎体変形
- 膝関節内石灰化

はい，すみません．そのとおりだと思います．関節が腫れて痛みを生じ，熱を帯びています．したがって膝関節炎です．

咲紀 急に生じているので，私なら急性膝関節炎とします．また，蛋白尿はあえて異常所見として取り上げるかどうか迷います．発熱して異化が亢進している時期ならば，蛋白尿は多少なりとも出ると思うからです．ある程度経過をみてから判断します．

なるほど．もっともな意見です．それでは2人ともそれぞれにプロブレムリストを立ててみて下さい（表 05-3, 05-4）．

僕は慢性的な腰痛があって，腰椎のX線の変化が慢性的に生じていることから，加齢性の骨粗鬆症を考えて#1を立てました．今後何らかの介入が必要と感じたからです．#2の大球性貧血はビタミンB$_{12}$や葉酸の欠乏，骨髄異形成症候群（MDS）などを想定しています．#3ですが，高齢者に生じた

表05-3

● 研太のプロブレムリスト
- #1 慢性腰痛症 [X.12.11]
- #2 大球性貧血 [X.12.11]
- #3 高カルシウム血症 [X.12.11]
- #4 急性膝関節炎 [X.12.11]

表05-4

● 咲紀のプロブレムリスト
- #1 高蛋白血症 [X.12.11]
- #2 高カルシウム血症 [X.12.11]
- #3 急性膝関節炎 [X.12.11]

高カルシウム血症なので，悪性腫瘍の可能性を考えます．輸液などの治療をしつつ原因検索をしていきます．#4は，X線で関節内の石灰化があって偽痛風を考えますが，感染の除外が必要と考えて，穿刺して培養やグラム染色をしたいと思います．

🧑‍⚕️ 予想されるプロブレムリストの展開はいかがでしょうか？

🧑 展開までは予想できませんでした．

🧑‍⚕️ そうですか．わかりました．では，各々のプロブレムの関係はいかがでしょうか？ そして血清蛋白値が高くてアルブミン値が低いことをどう考えますか？

🧑 各々のプロブレムの関連性についてはあまり考えていません．蛋白とアルブミンは，炎症による異化で説明できると考えていました．

👩‍⚕️ 腰痛症については3年前の腰椎X線ではアライメントの不整や硬化像がありますが，今回のX線では多くの椎体で魚椎様の変形をしています．3年間に腰椎圧迫骨折の歴などがなくて少し不自然に感じました．

🧑 歳だから仕方ないと思ってました．

👩‍⚕️ あとは血清蛋白が9.8g/dLで，そのうちγグロブリンは54.7%なので5.4g/dLと非常に増加しています．ここまでの高γグロブリン血症をきたす疾患は限られてきます．ポリクローナルな高γグロブリン血症であれば慢性炎症を意味していることが多く，膠原病や慢性感染症をまずは疑います．しかし，この患者さんではそれらの疾患の症状や所見に乏しいと思います．膝関節炎は急性炎症と考えますが，急性炎症ではここまでγグロブリンが増加することはありません．モノクローナルな高γグロブリン血症であれば，多発性骨髄腫，マクログロブリン血症，良性M蛋白血症が考えられます．貧血，椎体変形を伴う慢性腰痛とくれば，この高γグロブリン血症は多発性骨髄腫の可能性が高いと考えます．高カルシウム血症を別個のプロブレムとして独立させたのは，#1の合併症あるいは併存症と予測したからです．

🧑‍⚕️ 良い考察です．仮に1つずつプロブレムを挙げてみて，その関係を吟味していますね．それでは，この考察に従えば#1と#3には関係がありますか．

👩‍⚕️ #1による易感染性があると考えれば，#3は感染症の可能性が非常に高いと思います．すぐに血液培養と，可能であれば膝関節穿刺を早急に行い，抗生物質の投与を行いたいと思います．

🧑‍⚕️ そうです．多発性骨髄腫は，液性免疫障害が生じることにより，莢膜を有する細菌の感染症を起こしやすくなります．

👩‍⚕️ 莢膜って……ええっと．炭疽菌とか化膿レンサ球菌，肺炎球菌，髄膜炎菌って書いてありますね．関節炎を起こす

なら肺炎球菌でしょうか．

予想されるプロブレムリストの展開はどうですか？

表05-5のように考えます．

入院後経過

その後の検査では，蛋白分画でM蛋白血症を認め（図05-1），免疫電気泳動でIgGλ型M蛋白が検出されました（写真05-3）．また，膝関節穿刺を行うと，茶色の液体が50mLほど吸引でき，グラム染色では多数の好中球とグラム陽性双球菌がみられました．肺炎球菌と考えて，感受性が出るまではバンコマイシン（VCM）を使用．持続的な関節ドレナージを施行しました．高カルシウム血症は補液とカルシトニン，ビスフォスフォネート製剤で改善しました．膝関節炎が落ち着いた段階でメルファラン-プレドニゾロン（MP）療法を開始して治療効果を確認し，退院となりました．

今回，膝関節炎の起炎菌が肺炎球菌だったことは，多発性骨髄腫により免疫不全状態があることの裏づけになります．

最終的なプロブレムリストは，表05-6のようになりました．

さて，今回は2人にプロブレムリストを立ててもらいました．研太くんのリストでは一つ一つのプロブレムはある程度考察されていましたが，もう少しプロブレムどうしの関係を考えると良かったでしょう．咲紀さんのリストからは，どのような病態を想定しているのかが何となく

表05-5

◉ 予想されるプロブレムリストの展開
＃1 高蛋白血症→多発性骨髄腫
＃2 高カルシウム血症
　　→高カルシウム血症（＃1）
＃3 急性膝関節炎→化膿性膝関節炎

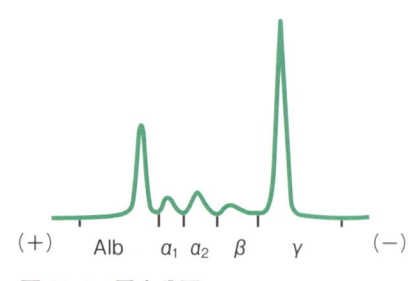

図05-1 蛋白分画

表05-6

◉ 最終プロブレムリスト
＃1 高蛋白血症 [X.12.11]
　　→多発性骨髄腫 [X.12.20]
＃2 高カルシウム血症 [X.12.11]
　　→高カルシウム血症（＃1）[X.12.20]
　　→治癒〈済〉[X.12.28]
＃3 急性膝関節炎 [X.12.11]
　　→急性肺炎球菌膝関節炎 [X.12.20]
　　→治癒〈済〉[X.12.28]

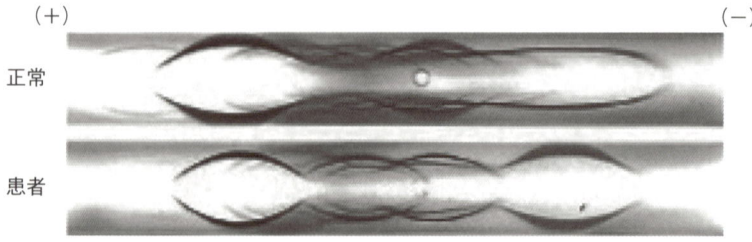

写真05-3 免疫電気泳動

想像がつきますね.
　それぞれのプロブレムは1個の独立した病気ですが, プロブレムどうしの関係を考えることも大事です. そうすることによって, 患者さんの抱える病気の全体像を考えることになり, より深い考察が可能になります. 今回の症例ではそのことを学ぶことができました.

なるほど. 僕のリストでは, それぞれが独立した病気ですが, それぞれのつながりがないためにわかりにくかったのですね. キーワードのかたまりごとに鑑別診断を考えるだけでなく, プロブレムどうしの関係がみえるようなリスト作りを目指していこうと思います.

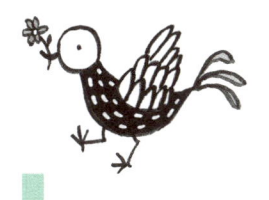

コラム ⑨ 減塩ってすごい

　細胞外液量は体内ナトリウム量を反映します. これは医師なら誰でも知っていることです. 心不全でもネフローゼでも浮腫治療の基本は減塩である, とこれまたどこにでも書いてあって, 誰でも言います. しかし, やはり実感がないと知識は自分のものになりません.

　起座呼吸で救急搬送された独居の中年女性を担当したことがあります. うっ血性心不全で年に2～3回も入退院を繰り返していて, 糖尿病があり網膜症のため視力は0.1弱. これまでの循環器入院では一度も聴診されたことはなかった, と言っていました. 私は当然, 丁寧に全身の診察をしました. 良くなって退院していったと思っていたところ, なんと2ヵ月も経たないうちにまた入院してきたのです. 利尿薬の増量はCrが上昇したためやめることになりました. そこで, 退院後は減塩するようにと, ダメ元で口酸っぱく説明して近医に戻したのでした.

　それから1年後だったと思います. 院内でバッタリその患者さんに出会いました. 糖尿病網膜症のレーザー手術のために入院中とのこと. 聞けば, あれから本気で減塩してみたそうなのです ("丁寧診察"がその気にさせた?). すると, 日頃の下腿浮腫がすっかりなくなり, 以後心不全で入院はしていないとのこと. われながら,「減塩だけでここまで違うのか!」と驚いたのを覚えています.

　このことがあって以後, 浮腫疾患には徹底して減塩を行うようにしました. Alb 1.3 g/dL, 全身高度浮腫, 褥瘡も, オーダーメイドのナトリウムゼロの高カロリー輸液ですべて治りました. ネフローゼは透析寸前で持ちこたえました. ある患者さんのうっ血性心不全に対しては外来で1～2ヵ月のうちに20 kg除水しました.

　実感は実践経験でしか得られません. 後期研修ではこのような経験をたくさんさせてもらいました.

CASE 06　腹部膨満感を主訴に入院した61歳男性

表06-1　基礎資料

- **症　例**　61歳男性
- **主　訴**　腹部膨満感
- **既往歴・家族歴**　なし
- **生活歴**　喫煙なし，機会飲酒，海外渡航歴なし
- **職　業**　60歳まで製造業
- **現病歴**　10年以上前より高血圧症に対してカルベジロール20mg/日内服し，家庭血圧は100～120/60～70mmHgと安定していた．以前より時々排便時に痛みと鮮血を交えた排便があったが，内痔核を指摘されたことがあり，このためと思い放置していた．X年8月より徐々に全身倦怠感出現．10月初旬より食欲低下，腹部膨満感が出てきた．同時期より週に数回寝汗をかくようになった．10月末に一度左季肋部に激痛あり，1時間程度で治まったが，その後も腹部膨満感は続いた．11月10日，上部消化管内視鏡検査で異常を認めなかった．11月24日，CTで異常を認め，同日，緊急入院となった．
- **過去の資料**　11月10日上部消化管内視鏡検査：特記すべき異常なし

身体所見

身長：165.5cm，体重：69kg，血圧：134/72mmHg，脈拍：67/分・整，体温：36.7℃，頭頸部：結膜貧血なし・強膜黄染なし・口腔内異常なし，体表リンパ節：不触，呼吸音：清，心音：整，腹部：平坦・軟・左季肋部に8cm石様表面不整な腫瘤触知・同部位に圧痛あり・反跳痛なし・筋性防御なし・肝縦径10cm・肝臓不触，四肢：浮腫なし・末梢動脈拍動左右差なし，直腸診：12時方向に内痔核触知・ほか腫瘤なし，神経：異常所見なし

検査所見

検尿：特記すべき異常なし
赤沈：44mm/hr
凝固検査：PT 13.6秒（対照12.6秒），APTT 28.5秒（対照29.8秒），Fibrinogen 382mg/dL
血算：WBC 9,500/μL（Band 7％，Seg 71％，Bas 2％，Eos 1％，Lym 10％，Mon 8％，異型リンパ球0％），Hb 11.4g/dL，MCV 84.3fL，Plt 22.0万/μL
生化学：TP 6.9g/dL，AST 23 IU/L，ALT 19 IU/L，LDH 1,155 IU/L，ALP 364 IU/L，γGTP 23 IU/L，AMY 46 IU/L，UA 7.9mg/dL，BUN 12.2mg/dL，Cr 0.67mg/dL，CRP 5.44mg/dL，CEA・CA19-9ともに基準範囲内
心電図：洞調律，完全右脚ブロック，左室肥大なし
胸部X線：CTR 49.8％，ほか異常なし
腹部X線：脾臓腫大20cm大
胸腹部造影CT：巨大脾腫を認め，内部に多発性の境界明瞭な中心部低吸収域を伴う腫瘤あり，その他リンパ節の病的腫大なし，肝腫大なし，肝S4に嚢胞状腫瘤あり（写真06-1）

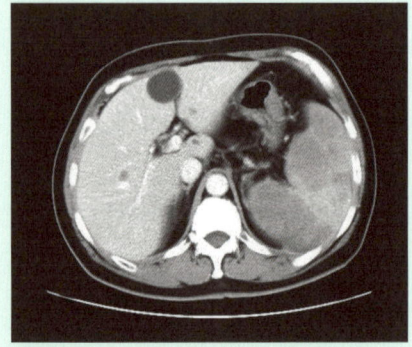

写真06-1　胸腹部造影CT画像

プロブレムリストの作成

Dr. 森本 今回は脾臓に何かありそうですね．それではまず基礎資料（**表06-1**）にある情報をもとにプロブレムリストを作成してみましょう．病態を考える上で重要と思われる情報にはどんなものがありますか？

咲紀 表06-2のように挙げます．

研太 情報が多すぎてよくわからないや．病名もあったり，症状もあったり，検査所見まで入っていますね．整理しないとなんだか病気がよくわかりませんね．

情報の羅列をするとこのようになります．1つの病態として説明がつくものをまとめてみましょう．まとめた上でプロブレムリストを考えましょう．

まず表06-3のように仕分けしました．鮮血便は内痔核によるものかもしれませんが，ひとまず鮮血便として対応したいと思います．左季肋部痛は脾腫と同じグループで良いと考えます．巨大脾腫のグループはたくさんになってしまいましたが，どれも最終的には1つの病気にまとまりそうなのでこのようにしました．

そうですね．腹部の症状があるからといって鮮血便も同じグループとは限らないし，内痔核が原因ではないかもしれませんね．ではこれをもとにプロブレムリストを作りましょう．

それならこんなリストでどうでしょう（**表06-4**）．

いいですね．それではプロブレムごとに考察していきましょう．

まず#1に関して，10年以上前から血圧が高いということで，比較的若い頃から指摘されています．本態性か二次性かを検討する必要はあると思いますが，血圧はカルベジロール内服のみでコントロール良好で，明らかな臓器障害も指摘できません．このまま内服続行とします．

良いです．全体を考えるためにまずは#3の考察をしてみましょう．大変ですがどうですか．

表06-2 重要情報のリスト

- 高血圧症
- 全身倦怠感
- 腹部膨満感
- 寝汗
- 左季肋部痛
- 巨大脾腫
- 脾臓内多発腫瘤
- 鮮血便
- 内痔核
- 高LDH血症
- 高CRP血症
- 赤沈亢進症

表06-4

プロブレムリスト

#1 高血圧症 ［X. 11. 24］
#2 鮮血便 ［X. 11. 24］
#3 多発性脾結節 ［X. 11. 24］

表06-3 重要情報の仕分け

〈A．高血圧症のグループ〉
- 高血圧症

〈B．鮮血便のグループ〉
- 鮮血便
- 内痔核

〈C．巨大脾腫のグループ〉
- 全身倦怠感
- 腹部膨満感
- 寝汗
- 左季肋部痛
- 巨大脾腫
- 脾臓内多発腫瘤
- 高LDH血症
- 高CRP血症
- 赤沈亢進症

2～3ヵ月でいろいろな症状が出てきていますが，特記すべきは巨大脾腫と高LDH血症と考えます．

このような巨大な脾腫を示す疾患にはどのようなものがありますか．

脾腫って言えば，感染症とか自己免疫疾患だと脾腫になることが多いですね．あとは，門脈圧亢進症になる場合，ほかにはリンパ腫とか白血病とか．でも，すごくたくさん病気がありすぎて鑑別しきれないです．

よく知っていますね．もう1つ付け加えると，季肋部8cmの大きさの脾腫ですから，相当大きいです．こういう巨脾というのは鑑別が限られます．

へえ，何ですか．

教科書に書いてありました（**表06-5**）．

これはいいですね．考察を深めましょう．

表06-5 巨脾をきたす疾患

慢性骨髄性白血病
骨髄線維症
Gaucher病
リンパ腫，毛髪様細胞白血病
カラ・アザール（内臓リーシュマニア症）
過反応性マラリア脾腫（熱帯脾腫）
重症型サラセミア
Mycobacterium avium complex 感染を伴う後天性免疫不全症候群

[Landaw SA, et al：Approach to the adult patient with splenomegaly and other splenic disorders. UpToDate Version 21.0（www.uptodate.com）より翻訳・引用]

2～3ヵ月の経過であることからGaucher（ゴーシェ）病は否定的です．血球数の変化がないことから白血病や骨髄線維症は否定的です．海外渡航歴がなくカラ・アザール，マラリアはないでしょう．重症型サラセミアの場合には貧血を伴いますし，発症は若年です．

一番考えやすい疾患は何ですか．

免疫不全を伴う他の症状がなく肺病変を認めないこと，寝汗・高LDH血症を伴っていることから脾原発の悪性リンパ腫が一番考えやすいです．血清可溶性IL-2受容体値を測り，その後，診断確定のための病理検査を行うべきと考えます．

診断をつけるにはどうしたら良いですか．

脾破裂のリスクを考慮して，脾臓を摘出し病理診断を行うのが良いと思います．他の血液疾患との鑑別やリンパ腫ステージングの目的で，骨髄穿刺も行っておいたほうが良いと思います．

そうですね．脾臓摘出術は外科に依頼することにしましょう．最後に＃2についてはどうですか．

リンパ腫と関係なさそうだし，内痔核なら放っておいて良いんじゃないですか．患者さんも下部消化管内視鏡検査とかしないで早く診断をつけてほしいはずですよ．

内痔核出血の可能性が高いと思いますが，＃3での開腹前に全大腸内の肉眼的情報があれば，何かと有用とも思いますので，術前に注腸や内視鏡で精査しておきます．

👨‍⚕️ それでは入院時のプランを立てて下さい。

👩 表06-6のとおりです．

入院後経過

👨‍⚕️ 入院時に骨髄穿刺を施行しましたが，正形成髄で異常細胞の集積はありませんでした．血清可溶性IL-2受容体値は5,370 IU/Lでした．12月7日に注腸検査を施行，直腸に隆起性病変を認めました．さらに翌日，大腸内視鏡検査を施行，直腸隆起性病変の生検で，直腸癌と診断されました．12月14日，脾臓摘出術，直腸癌に対しての低位前方切除術を施行．手術時腹水を認め，腹水細胞診で大型異型リンパ球が確認されました．摘出脾臓は1.5 kgで径5 mm大～4 cm大の白色円形結節をびまん性に認め，一部に内部壊死像を認めました．手術標本の病理組織診断の結果，脾臓の結節はびまん性大細胞型B細胞リンパ腫（CD20陽性・CD5陰性）と判明しました．直腸癌の病理診断はステージⅠの高分化型腺癌でした．

術前検査・術中所見・術後病理検査結果を総合して，悪性リンパ腫は脾臓原発で，脾臓から直接腹腔内へ浸潤，播種したと考えます．悪性リンパ腫の性質から，腹腔内だけではなく，他の臓器組織へ潜在性に浸潤している可能性は十分で，術後化学療法が必須と判断しました．

👨 脾臓腫瘤の正体がリンパ腫であることは予測できましたが，鮮血便の正体が直腸癌であったことは驚きです．

👩 リンパ腫ばかりに気をとられて，プロブレムリストを立てていなければ見逃していたかもしれません．いわゆる重複癌でしたね．

👨‍⚕️ そうです．一見して派手な所見に目を奪われてしまい，1つの病気を探すのに夢中になることがよくあります．今回もきっちりプロブレムごとに整理したおかげで，病気を見逃さずにすみましたね．

術後経過に問題なく，翌年1月10日よりR-CHOP療法を開始しました．化学療法の副作用はほとんどなく，100% doseで計8コース終了，完全寛解に至りました．可溶性IL-2受容体は化学療法開始後500 IU/L以下で安定しています．

結果としてみればすっきりとしたプロブレムリストです（表06-7）．しかし，最初の段階では多くの情報がばらばらに存在していたことを思い出して下さい．大事なことは，そこから病態に基づいて大きな枠組みごとに分けて考えるこ

表06-6

◉ 計画（入院時）

#1　高血圧症
　　P）Tx：カルベジロール 20 mg/日内服

#2　鮮血便
　　P）Dx：注腸検査

#3　多発性脾結節
　　P）Dx：1　可溶性IL-2受容体測定
　　　　　 2　骨髄穿刺
　　　　　 3　脾臓摘出術（摘出脾病理組織検査）

表06-7

◉ 最終プロブレムリスト

#1　高血圧症 [X. 11.24]
#2　鮮血便 [X. 11.24]
　　→直腸癌 [X. 12.7]
　　→（移行）直腸癌（低位前方切除術後）[X. 12.14]
#3　多発性脾結節
　　→（移行）脾原発びまん性大細胞型B細胞リンパ腫（脾摘出後）[X. 12.14]

とです．その中で鑑別に挙がる病態を考え，さらに検査を追加して詰めていく作業を行うのです．そうすれば，今回のようなケースでもしっかり病態を把握できますので，しっかり覚えておいて下さい．

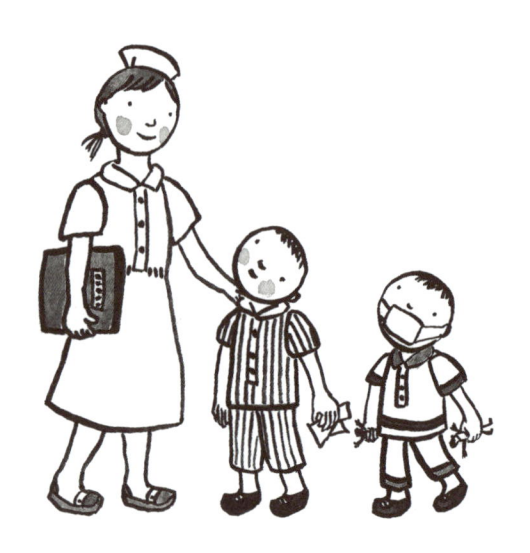

コラム ⑩ 紅茶の範疇

　常日頃から総合プロブレム方式で診療していると，いろいろな物事の範疇の違いがいつも心にかかるようになります．日常生活でもそうです．どうでもいいことが気になったり，気になるおかげで意味がわかったりすることがあります．たとえば紅茶です．

　紅茶の名前をみても，その由来がピンと来ません．詳しい人にとっては当然という知識が，自分にはないのです．そこで，ほかの飲み物で考えてみました．焼酎は芋や米，麦など，原材料が頭につくのでわかりやすいです．コーヒーはブレンド，エスプレッソなど作り方の違いであったり，ブルーマウンテンなど産地名がついたりですが，まずまず分類には苦労しません．

　さて紅茶は，「ダージリン」「アールグレイ」「オレンジペコー」などカタカナの名前がメニューに並んでいます．並列なので同じ範疇かと思うと，ダージリンは産地，アールグレイはフレーバー，オレンジペコーは茶葉の形状を指し，実は全く範疇が異なるのです．だからどうしたと言われればそれまでですが，範疇の違いを意識することで楽しく博識になれるかもしれません．

IV 病態生理で考えよう

CASE 07　高度貧血のため入院した56歳男性

表 07-1　基礎資料

症　例	56歳男性
主　訴	ふらつき
既往歴	なし
家族歴	父が胃癌
生活歴	喫煙20本/日×30年，飲酒ビール大瓶3本/日
職　業	自動車営業
現病歴	20歳頃より内痔核出血あり．年に数回コップ1杯程度の血便があった．数年前より健診で貧血を指摘されていた．X年9月初旬より血便が著しく増えたが放置していた．同時期より労作時ふらつきや下腿浮腫が継続，9月11日目の前が白くなり意識混濁を生じ受診し，同日入院となった．味覚変化なし．髪色変化なし．爪の変化なし．
過去の資料	なし

身体所見
身長：162 cm，体重：64 kg，血圧：116/60 mmHg，脈拍：96/分・整，体温：37.0℃，SpO$_2$：99％（室内気），頭頸部：結膜高度蒼白あり・強膜黄染なし・口腔内正常，呼吸音：清，心音：整，腹部：平坦・軟・圧痛なし・肝脾触知せず，四肢：両側下腿浮腫あり・爪正常

検査所見
検尿：正常
凝固検査：正常
血算：WBC 5,500/μL, Hb 3.9 g/dL, MCV 75.7 fL, Plt 28.3万/μL
生化学：AST 14 IU/L, ALT 17 IU/L, LDH 168 IU/L, ALP 211 IU/L, γGTP 18 IU/L, T-B 0.6 mg/dL, BUN 28.4 mg/dL, Cr 0.84 mg/dL, Na 138 mEq/L, K 4.2 mEq/L, Cl 100 mEq/L, UA 5.4 mg/dL, CRP 0.12 mg/dL, フェリチン 3.4 ng/mL
心電図：正常範囲内
胸部X線：軽度肺うっ血あり，心拡大なし

プロブレムリストの作成

Dr. 森本 これまでの例のごとくこの患者さん（**表 07-1**）のプロブレムリストを作成しましょう．

研太 わかりました．だいぶ慣れてきたので，最初からプロブレムを形成すると思われる重要な情報をグループごとに分けてみました（**表 07-2**）．

はい．仕分けは速やかにできるようになりましたね．それでは，各々のプロブレム名を考えてみましょう．

えーっと．〈A. 血便と関連するグループ〉は，内痔核とそこからの出血に違いないので，プロブレムを「内痔核」，〈B. 貧血と関連するグループ〉は明らかな貧血なのでプロブレムを「貧血」，〈C. 循環動態と関連するグループ〉は心不全によると思われるのでプロブレムを「心不全」とします．

概ね同意できますが，まだ直感的にプロブレムの命名を行っています．もう少し症候を解析した上で，病態を考察し，プロブレムをつけてみましょう．まずは，〈A. 血便と関連するグループ〉ですが，過去の資料はなく，これまで内視鏡などの精密検査もしていないようです．本当に内痔核からの出血と言いきって良いでしょうか．

患者がそうだと言っているので，内痔核からの出血と考えてまず良いのではないでしょうか．

それでは患者の主張することがすべて病気となってしまいます．医学とは科学であり，ある結論を述べるときにそう結論するに値しうる根拠を示さなければいけません．咲紀さん，どうですか．

咲紀 一般的に内痔核からの出血は，① 排便時に生じる（特に硬い便を排便したとき），② 排便時に肛門の痛みを伴わない，③ 多くは自然止血されて 1 回の出血は少量であることが多いなどです．① は，血便は確かなようですが現病歴から確認できません．② も確認できません．③ はコップ 1 杯の血便とありますが，果たして出血量はそれで確かかどうかなど，もっと具体的に知る必要があります．

どうやって確認しますか．

たとえば，便器一面が真っ赤になるかどうか，何秒かかって血便が排出されるのか，1 日 1 回の血便なのか数回の血便なのか，といったことを詳しく聞きます．この患者さんの反復性血便の正体は内痔核出血ではなく，実は反復性憩室出血，反復性大腸動静脈奇形（AVM）出血，反復性腫瘍出血だったなどということも，頻度的には少ないですがありえるので，考慮します．

なるほど．ではプロブレムを「内痔核の疑い」とするのはどうですか．

表 07-2 重要情報の仕分け

〈A. 血便と関連するグループ〉
内痔核，反復性血便

〈C. 循環動態と関連するグループ〉
肺うっ血，下腿浮腫

〈B. 貧血と関連するグループ〉
ふらつき，結膜蒼白，低 Hb 血症（貧血），低フェリチン血症

😎「疑い」病名は，推論であり結論ではありません．総合プロブレム方式ではプロブレムとして「疑い」病名を禁じています．

🙂 では，反復性血便にしたいと思います．

😎 そうですね．現状の基礎資料で情報が限定される場合，結論を急ぐ必要はありません．何かに展開されることを想定して，現状では「反復性血便」にプロブレムをとどめておきましょう．次に，〈B．貧血と関連するグループ〉ですが，この患者さんの貧血について何か思うことはありますか．咲紀さん，どうでしょうか．

👧 高度の貧血です．出血で生じたものではないでしょうか．

😎 その意見に同意しますが，もう少し詳しく分析することはできないでしょうか．

👧 それ以上のことはわかりません．

😎 貧血の経過を整理してみましょう．健診で少なくとも数年前から指摘されていた貧血，MCV 75.7 fL と小球性，血便量の増加とともにふらつきや意識混濁が出現しています．高度貧血であり，ふらつきや意識混濁は起立性低血圧によって生じた症状と考えられます．ちなみに，起立性低血圧かどうかは Schellong（シェロング）テストを行えばわかります．患者の状況が許せば，血圧計がなくてもベッドサイドで行うこともできます．

🙂 どのようにすれば良いですか．

😎 臥位での脈診と坐位あるいは立位での脈診を行います．起立性低血圧の多くは，臥位から坐位になると脈拍増加，脈圧減少が起こります．これを脈診で観察するだけでも，簡単に判断することができます．話をもとに戻しましょう．数年前からの小球性貧血とすると，この貧血はどのような疾患名を想定できますか？

👩 教科書的には鉄欠乏性貧血，鉄芽球性貧血，サラセミアなどがあります．

😎 よく勉強していますね．ただ，この患者さんには高度の低フェリチン血症があります．頻度的には，低フェリチン血症を伴う小球性貧血は100％に近く鉄欠乏性貧血だと言えます．末梢血の目視像で色の薄い菲薄化した形の不揃いな赤血球が確認できれば，さらに診断は確定的です．高フェリチン血症性小球性貧血に出合ったときは教科書を開いてまれな貧血を検討して下さい．この患者さんの貧血についてもっと考察を深めましょう．低フェリチン血症から鉄欠乏性貧血であると思いますが，鉄欠乏性貧血以外にもう1つ別の貧血が併存しているに違いないと言えます．

👩 白血病や骨髄異形成症候群（MDS）なんかがあるってことですか．

😎 違います．そんな病気があれば，白血球や血小板に異常を伴ってくることが多いですし，やはり低フェリチン血症には通常なりません．仮にこの患者さんが，数年前からHb 4～6 g/dLで推移していたら，どんなふうになりますか．

👩 数年前から常にふらつきや息切れなどの症状があっても良いと思います．

😎 そのとおりです．またそれほど高度な鉄欠乏性貧血が長年継続すると，MCVが60 fL程度にまで低下してい

CASE 07　高度貧血のため入院した56歳男性

ることがほとんどです．匙状爪（さじじょうづめ）や口角炎もみられるかもしれません．つまり，この患者さんはつい最近まで，おそらくは Hb 8〜11 g/dL 程度の軽度鉄欠乏性貧血があり，その貧血が急激に進行してふらつきや意識混濁を生じたと判断すべきでしょう．最近の貧血進行は，血便増加がかかわっていると容易に判断できます．

🧑 最近の貧血進行も含めて鉄欠乏性貧血なのでは？

👨 それは全く違います．しばしば誤解されますが，あくまで鉄欠乏性貧血は慢性貧血の一種です．体の鉄分が何らかの事情で不足し，貯蔵鉄を使い果たした結果，低フェリチン血症となり，最後には骨髄で正常な赤血球を作ることができなくなってしまう病態です．急激な出血で生じる貧血は急性出血性貧血と言います．この2つをきちんと区別しましょう．この患者さんは，慢性的な軽度の鉄欠乏性貧血があり，入院直前に急性出血性貧血を合併したと考えることができます．この2つの別の貧血が，どう反復性血便に関係しているかを考えるべきです．

🧑 区別できるのはわかりましたが，区別する利点はあるのですか？

👨 病態を見極める，あるいは見極めようとすることは非常に重要です．病態を見誤ると，患者さんの不利益となってしまいます．この患者さんでは，"慢性"鉄欠乏性貧血と急性出血性貧血が，それぞれ別の原因によって生じている可能性を考えなければなりません．仮にこの患者さんの鉄欠乏性貧血が Hb 10 g/dL で，急性出血性貧血によって Hb 4 g/dL と急激に貧血が進行したとすると，60% の失血となります．体重 64 kg の 7% である 4,500 mL がこの患者さんの循環血液量ですから，単純計算で 2,700 mL 程度出血したのではないかと想像します．それほど大量出血することがそうないと思われる内痔核出血で，これら2つの貧血とも説明できるかどうかです．"慢性"鉄欠乏性貧血は内痔核出血により，急性出血性貧血は別の消化管出血によるかもしれません．おそらく多くの医師がここまで病態を推察していなくても，この患者さんのような場合では，上部も下部も検査するように思いますが，やはり考えた上での検査プランを定めるべきです．では，最後に〈C. 循環動態と関連するグループ〉に関して考察してみましょう．

🧑 この患者さんの肺うっ血と下腿浮腫は，心不全によるものと思います．

👨 確かにそうでしょうね．では一体どういったメカニズムで心不全となったのでしょうか．

🧑 高度貧血が関連していると思いますが，そう問われるとなんだかうまく答えられません．心不全ということ自体もよくわかりません．

👨 定義に立ち返って考えてみましょう．心不全の定義は非常に難しいと思いますが，ひとことで言えば心臓が身体から要求された血液を十分に駆出できなくなった状態，となります．この状態を別の言い方で，「うっ血性心不全」と呼びます．うっ血していない状況でも心不全と呼ぶ考え方もありますが，ここでいう心不全は「うっ血性心不全」と考えて下さい．また心不全は，「急性」か「慢性」か，「左心不全」か「右心不全」かその両方かを常に考えるようにして下さい．

🧑 この患者さんの心不全は，軽度肺うっ血があるので左心不全，下腿浮腫があるので右心不全と両方が生じていると思います．下腿浮腫が急性に生じたことから急性だと思います．

👨 そうですね．急性か慢性かの違いは非常にわかりづらいことがあります．急性心不全なのか，慢性心不全の急性増

悪なのかを見極めるのは臨床的にしばしば困難です.

どうやって見分ければ良いのですか.

心不全の病態から考えてみましょう.心臓には,心筋,弁,刺激伝導路の3つの構造があります.心筋は心収縮力と密接に関連します.弁は心臓内の血液の流れに関連し,弁が物理的異常をきたすと血液の逆流や停滞を生じます.刺激伝導路は心拍を調整することで,心拍出量を調整しています.このうちのどれかが,あるいはどれもが極端に異常をきたすと,心不全を生じます.これら3つの機能を心機能と言っても良いかもしれません.また,心房心室への流入血液によって心臓が収縮する直前にかかる容量負荷のことを前負荷,心臓が収縮を開始した直後にかかる圧負荷のことを後負荷と呼びますが,これらの負荷が心臓の許容力を上回った際にも心不全が生じます.右心系の前負荷は静脈還流量が左右し,左心系の後負荷は体血圧が左右します.これら5つの要素を念頭に,常に次のことを考えて,その患者の心不全の病態を考えてみましょう.① 心収縮力の程度,弁の状態,心拍の状態,前負荷の程度,後負荷の程度,② 心不全となりうる誘因,③ 以前から慢性心不全や慢性心疾患が存在していたかどうか.この患者さんの心不全がどのように生じたかを考えてみて下さい.

① 心収縮力は不明ですが,心拡大がないことや正常血圧が維持されていることから,左室収縮力がそれほど低下しているとは思えません.右室収縮力は不明です.弁の状態は雑音なく正常.心拍の状態は正常.前負荷は,頸静脈怒張の記載がなく大静脈圧の程度は不明で類推できません.後負荷は高血圧ではなく正常です.② 誘因は高度貧血です.③ 病歴や心電図所見から慢性心不全や慢性心疾患はないと考えます.

よくできました.正酸素血症やX線の肺うっ血所見は,軽度肺水腫つまりは軽度左心不全を示唆します.下腿浮腫はありますが,正AST・ALT血症からうっ血肝はないと考えます.おそらくそれほど強い前負荷はないと思います.以上の考察からこの患者さんの心不全は,高度貧血が誘因となった軽度の急性右心左心不全と判断しましょう.両心不全は,高度の貧血が持続した結果,めぐりめぐって両心室心筋が疲弊し,若干心収縮力が低下したと判断します.それでは,これまでの議論をふまえて,プロブレムリストを作成しましょう.

これでどうでしょう(表07-3).

#1には,#2が発症する前の軽度と思われる鉄欠乏性貧血を含み,急激に進行したと思われる貧血や入院直前の大量血便は含まないことに注意して下さい.これらは#2として扱います.

わかりました.

ではそれぞれのプロブレムに関して,検査プランを設定して下さい.

#1は本当に内痔核出血で良いかどうか調べるために,下部消化管内視鏡検査を行いたいと思います.#2は最近3,000 mLも出血したと仮定すると,内痔核出血だけでは説明がつきません.よって上部消化

表07-3

⦿ プロブレムリスト

\#1 反復性血便 [X. 9.11]
\#2 急性出血性貧血 [X. 9.11]
\#3 急性心不全(#2) [X. 9.11]

管内視鏡検査も追加したいと思います．#3は，正常心に高度貧血が継続，ついには心筋が疲弊して生じた両心不全と考えますが，念のため心筋壁運動や弁の状態を観察したいので心エコーを予定します．

　各々に対する治療プランはどうですか．

　#1は病態がわからないと治療できないこともあって，下部消化管内視鏡検査の結果待ちです．痔核も含む消化管出血だとは思うので絶食にします．#3は，少しでも貧血のストレスを軽減するために少量酸素投与，前負荷を軽減するために利尿薬の投与を行いたいと思います．

　高度貧血であること，#2の出血源が現時点で確認されず，今後出血制御可能かどうか見当がついていないこと，#3は#2が誘因となっていることから，患者の安全を優先して積極的に輸血したほうが良いと思います．

　そうですね．プランは表07-4のようにします．

入院後経過

　その後の検査結果です．上部消化管内視鏡検査では十二指腸前壁に活動性潰瘍が確認され，出血源として矛盾しませんでした．下部消化管内視鏡検査では，出血していない，それほど大きくもない内痔核のみが確認されました．内痔核からこれほどまでに急激な大量出血を生じると断じてしまうのは，振り返ってもみるとやはりおかしいと判断できますね．食欲や心窩部痛の有無などをしっかり聴取していれば予測できたかもしれません．先の貧血の考察に矛盾はありませんでした．

　心エコーの結果はどうでしたか．

　少量の両側胸水および極軽度の弁膜症を認めました．左室心収縮力は異常と言えるほどの低下はありませんでした．若干の下大静脈怒張が観察されました．考察およびこの結果から，貧血が誘因となった軽度の両心不全で矛盾しません．また，入院後の#3の治療で肺うっ血や下腿浮腫は速やかに軽快しました．治療により負のスパイラルを断ち切った結果です．では，プロブレムリストを展開させましょう（表07-5）．

　そして，最後の仕上げとして，今後のプランを定めましょう．

表07-4

> ◉ 計画（入院時）
>
> #1　反復性血便
> 　　P）Dx．下部消化管内視鏡検査
>
> #2　急性出血性貧血
> 　　P）Dx．上部消化管内視鏡検査
> 　　　　Tx．絶飲食，濃厚赤血球4単位輸血
>
> #3　急性心不全（#2）
> 　　P）Dx．心エコー
> 　　　　Tx．酸素2L/分，フロセミド20 mg/日，
> 　　　　　　5%ブドウ糖液500 mL/日

表07-5

> ◉ プロブレムリストの展開
>
> #1　反復性血便［X. 9.11］
> 　　→出血性内痔核［X. 9.18］
> #2　急性出血性貧血［X. 9.11］
> 　　→急性出血性貧血（#4）［X. 9.18］
> #3　急性心不全（#2）［X. 9.11］
> 　　→治癒［X. 9.18］〈済〉
> #4　出血性十二指腸潰瘍［X. 9.18］

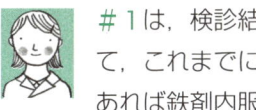

#1は，検診結果を取り寄せるなどして，これまでに軽度の鉄欠乏性貧血であれば鉄剤内服や痔核のみの保存的治療でも問題ありません．比較的高度な鉄欠乏性貧血が過去にもしあれば，外科的手術を考慮します．#2は，輸血で貧血がどれほど回復したかにもよりますが，しばらくは鉄剤内服を行い，貧血改善を促進させます．#4は，ピロリ菌関連あるいは非関連の消化性潰瘍と判断します．経過から単独の急性発症のようなので，どちらかといえば後者と思いますが，ピロリ菌陽性であれば除菌療法実施，PPIやH₂ブロッカーの投与，断酒・禁煙の指示を行います．

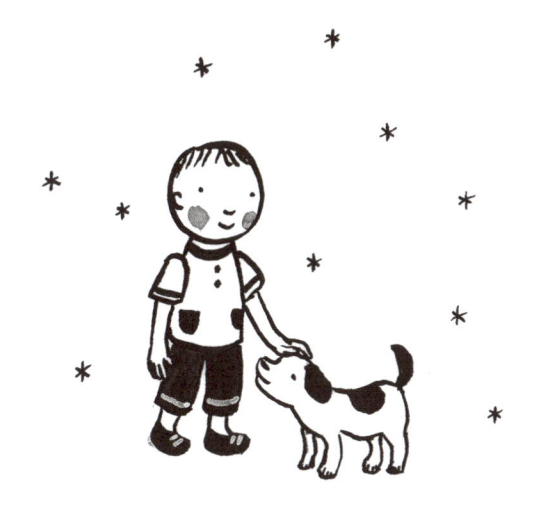

コラム ⑪ 原因と結果

　総合プロブレム方式では，患者さんの医学的異常事態のことを「プロブレム」と呼んでいます．2つの「プロブレム」どうしの因果関係は，因果関係を有する場合，有しない場合，因果関係とは言えない何かの関係がある場合（たとえば，AとC，BとCに因果関係があって，Cを介してAとBが関係する場合）などに分けられます．特に難しくもない理屈ですが，日常臨床では因果関係を誤認してしまうことが珍しくありません．
　よくみかける誤認の例としては，「脱水症」で「高ALT血症」，「慢性胃炎」だから「食欲不振」，「高血圧症」によって「頭痛」などです．一概にすべてのケースで誤認とは言えませんが，これらは注意深く情報を集めて論理的に考えると，因果関係のない別個のプロブレムであることが多いように思います．
　安易に考える癖がつくと，いつも誤った関係づけで済ませる危険があります．結論する前にいったん立ち止まって考える習慣を身につけましょう．

CASE 08 両下肢のしびれのため受診した57歳男性

表08-1 基礎資料

症　例　57歳男性
主　訴　両下肢しびれ
既往歴　顔面帯状疱疹（1年前）
職　業　土木建築業の現場監督
現病歴　X−2年に脳梗塞（右半身麻痺）で他院に入院，以後ワルファリンカリウムと降圧薬を内服開始．その後後遺症なく日常生活を送っている．
　X年1月26日の午前7時頃に会社に出勤．会社に到着した直後に急に後頸部痛が出現したが2〜3分で自然軽快．午前10時頃に工事現場に到着したときもまた急に同部位が痛み出し，5分ほど持続した．そのとき軽い浮動感を自覚したため，休憩室で休んでいた．休憩してから2時間ほど経った後にまた同様の痛みが走り，それからは持続痛に変わった．昼頃帰宅しようと立ち上がったときにふらつきがあり，左下肢の脱力感を自覚．何とか肩を借りて歩行可能であったため帰宅し，前医を受診．頭部CT撮影され，以前と変化なしと言われた．
　帰宅後すぐに夕食を摂って床に就いた．夜中に這いながらトイレに行き，排尿しようとしたが，排尿困難であった．
　翌朝起床したら左下肢が完全に動かなくなっており，同時に右下肢の感覚もよくわからなくなっていたので当院救急外来を受診．
過去の資料　なし

身体所見
血圧：130/62 mmHg，脈拍：104/分，体温：37.5℃，呼吸：12回/分，呼吸音：清，心音：整・雑音なし，腹部：下腹部やや膨満・軟・下腹部にやや圧痛あり，四肢：下腿浮腫なし，筋骨格：Th1の棘突起圧痛あり・叩打痛あり，神経：脳神経正常・運動知覚は図08-1参照・深部腱反射；上肢亢進なく左右差なし・膝蓋腱両側亢進・アキレス腱両側亢進・Babinski反射＋/＋・Chaddock反射−/＋

検査所見
凝固検査：APTT 40.5秒（対照29.0秒），PT-INR 2.43，Fibrinogen 301 mg/dL
血算：WBC 10,800/μL（Neu 84.6%, Lym 9.4%, Eos 0%），Hb 12.4 g/dL，Plt 23万/μL
生化学：TP 7.3 g/dL, Alb 3.9 g/dL, T-B 1.3 mg/dL, AST 13 IU/L, ALT 17 IU/L, LDH 208 IU/L, ALP 165 IU/dL, γGTP 18 IU/L, CK 39 IU/L, BUN 20 mg/dL, Cr 0.85 mg/dL, Na 135 mEq/L, K 3.3 mEq/L, Cl 102 mEq/L, Ca 8.8 mg/dL, Glu 146 mg/dL, CRP 1.22 mg/dL
心電図：正常同調律
頭部CT：左側脳室後角周囲に低吸収域あり，左内包後脚に低吸収域あり

プロブレムリストの作成

Dr.森本 症例を振り返ってみましょう（**表 08-1**）。もともと脳梗塞の診断で2年前からワルファリンカリウムを内服している中高年の男性に，後頸部の痛みとともに出現した下肢を中心とする運動障害，感覚障害が生じた症例です．いつものように重要な情報を挙げてみましょう．

研太 表 08-2 のように挙げてみました．神経学的な異常所見は図 08-1 のようになります．

表 08-2　重要情報のリスト

- 高血圧
- 脳梗塞の既往
- ワルファリンカリウム内服中
- 後頸部痛
- 左下肢脱力
- 感覚異常
- 排尿困難
- 発熱
- 神経学的異常所見（図 08-1）

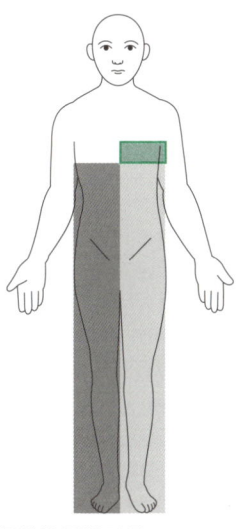

図 08-1　神経学的異常所見
- 左下肢麻痺
- 左側の狭い範囲で温痛覚，振動覚の消失（緑色）
- 左側の振動覚のみの消失（薄い灰色）
- 右側の温痛覚の消失，振動覚の低下（濃い灰色）

神経学的所見をよくとることができています．このような神経学的異常は何といいますか．

どうも神経系は苦手なんです．わかりません．

咲紀 Brown-Séquard（ブラウン・セカール）症候群です．正確にはそれだけでは，図 08-1 の濃い灰色の領域で振動覚低下は生じませんので，脊髄の左半分が障害されている Brown-Séquard 症候群に加えて，右脊髄後索障害を合併していると思います．

イメージが湧きません．

わかりやすい図を図 08-2 に示します．緑色で覆っている部分が通常の Brown-Séquard 症候群で障害される場所です．

それでは研太くん，この患者さんのプロブレムリストを立てて下さい．

そこまでわかれば簡単です（**表 08-3**）．

では各プロブレムについて考察してみて下さい．

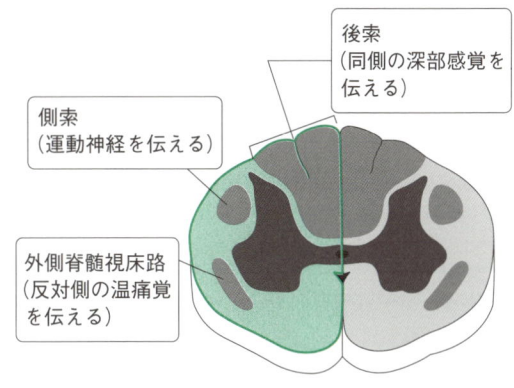

図 08-2　脊髄断面
Brown-Séquard 症候群で障害される部位（緑色）

- 後索（同側の深部感覚を伝える）
- 側索（運動神経を伝える）
- 外側脊髄視床路（反対側の温痛覚を伝える）

CASE 08　両下肢のしびれのため受診した57歳男性

表08-3

◉ 研太のプロブレムリスト
#1 高血圧症 [X.1.27]
#2 脳梗塞 [X.1.27]
#3 Brown-Séquard 症候群 [X.1.27]

　#2ですが，脳梗塞としては病歴とCTに写っている左内包後脚の低吸収域が合致します．心電図上，心房細動はなさそうですし，ワルファリンカリウムが必要な状態かどうかは現時点ではわかりません．今後精査する中で発作性心房細動などがみつかれば内服すれば良いと思います．#3は自然には起こらないので，何か原因を探します．

　咲紀さんはどうですか．

　私は脳梗塞をプロブレムにしませんでした（表08-4）．
　脳梗塞については，ワルファリンカリウムが必要な心原性塞栓症としては画像所見が合わないと思います．CT所見から，この脳梗塞は心原性脳塞栓症ではなく，アテローム性脳血栓症だと思います．これは今や症状がないなら「#1 高血圧症」に含めて考察するのが適切ではないでしょうか？

　そうですね．脳梗塞として後遺症はなく，日常生活に支障をきたしているわけでもないので，プロブレムに挙げないとしても良いでしょう．咲紀さんのプロブレムリストをもとに考察してみましょう．さて，Brown-Séquard 症候群はまだ診断がこれで

表08-4

◉ 咲紀のプロブレムリスト
#1 高血圧症 [X.1.27]
#2 Brown-Séquard 症候群 [X.1.27]

終わりというわけではありません．今起こっている現象を名前にしただけです．まだ患者さんの治療には結びつきません．Brown-Séquard 症候群の原因として，どのようなものがありますか．

　原因病態から鑑別診断を整理すると表08-5のようになります．

　よくまとまっていますね．この患者さんの場合にはどうでしょうか．

　前日朝7時の後頸部痛に始まり，それから軽度の麻痺が出てきて，翌朝に麻痺が完成していますね．慢性の疾患である腫瘍や肉芽腫そのものによる痛みや麻痺とは考えづらいです．病歴から椎間板ヘルニア，脊髄空洞症，外傷性脊髄断裂もまず否定できます．

　ほかに除外できそうなものはありませんか．

　痛みが出ているというのが特徴的だと思います．多くの脊髄炎で痛みは典型的ではありません．また，血栓症や塞栓症でも痛みがないことが多いと思います．もし虚血であれば，動脈解離性梗塞が一番考えや

表08-5　Brown-Séquard 症候群の鑑別診断

脊髄内外の炎症	脊髄炎（感染性・非感染性），脊髄内外膿瘍 脊髄内外肉芽腫（感染性・非感染性）
脊髄血管の虚血・うっ血	動脈血栓症（動脈硬化・動脈炎・動静脈奇形），動脈塞栓症 動脈解離，静脈血栓症（静脈炎・動静脈奇形）
脊髄内外の出血	微小動脈瘤破裂，炎症性出血，梗塞性出血，腫瘍性出血など
脊髄内外の腫瘍	原発性腫瘍，転移性腫瘍
その他	椎間板ヘルニア，脊髄空洞症，外傷性脊髄断裂

すいです．

そうですね．随分絞られてきましたね．

ワルファリンカリウムを内服しているので，多少の出血傾向から脊髄内外の出血もありそうです．この場合，痛みが伴うことにそう矛盾しません．炎症が軽度あって膿瘍も否定しきれません．

この患者さんは典型的な Brown-Séquard 症候群ではないのですが，それから言えることはありますか．

左半分の脊髄が障害されている Brown-Séquard 症候群に加えて，右側の後索障害を合併しているということですか．そのことが何か鑑別の役に立つんですか．

血管の走行をよく考えてみて下さい．

脊髄では主に前脊髄動脈から血液が供給されています．脊髄梗塞を生じると，脊髄の腹側が障害され，一方背側の後索は障害されず，典型的には前脊髄動脈症候群を呈します．この患者さんでは，両側の後索障害を認めることが，虚血を否定しうる根拠の一つになりそうです．

そうですね．それでは一番考えやすいのは何でしょう．

炎症反応が少しあるので，硬膜外膿瘍．

痛みが断続的であること，麻痺が急速段階的に進んでいることを考えると，脊髄内外の出血が最もありえそうです．脊髄内出血であれば，出血が脊髄全体に広がって脊髄機能の大部分が一度に障害されてしまうケースが多そうです．脊髄外出血であれば

この症候に矛盾しないと思います．脊髄外出血と仮定すると，脊髄外部周囲の腫瘍出血や脊髄硬膜外血腫などを想定できます．

2人ともよく病態生理を考えていると思います．咲紀さんの意見を補足すると，多くの腫瘍は慢性的緩徐進行性に巨大化しますが，血管豊富な腫瘍ではしばしば内部で出血することがあり，この際は急激に体積が増大します．咲紀さんはこれを出血の一種と考えていますね．

入院後経過

さて，患者さんは当直帯に MRI を撮影することができました．結果，**写真 08-1** のように Th1 の脊髄後方から脊髄を圧迫する病変があり，緊急手術となりました．結果として脊髄硬膜外血腫と判明．特に血管奇形などは背景になく，特発性脊髄硬膜外血腫との結論です．プロブレムリストはどう展開されますか．

じゃあ，こう展開します（**表 08-6**）．

よくできています．病態生理を理解して予測していけば，かなりの推論ができます．MRI を緊急に撮る理由を考えて検査することが大切です．術後，この患者さ

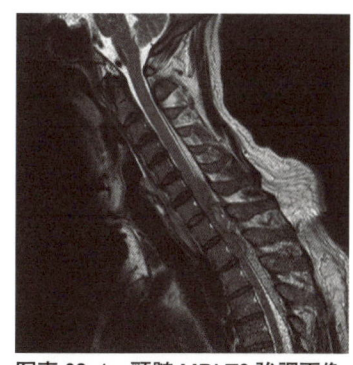

写真 08-1　頸髄 MRI T2 強調画像

CASE 08　両下肢のしびれのため受診した 57 歳男性

んは神経学的にはほとんど後遺症を残さずに全快しました．ちなみに術中の所見としては，新しい血腫と少し時間が経ったと思われるような血腫が混在していたそうです．これは何回かに分けて痛みが発症したことや，段階的に症状が進行したことに合致する所見です．

表 08-6

◉ プロブレムリストの展開

＃1　高血圧症　［X.1.27］
＃2　Brown-Séquard 症候群　［X.1.27］
　→特発性脊髄硬膜外血腫　［X.1.28］

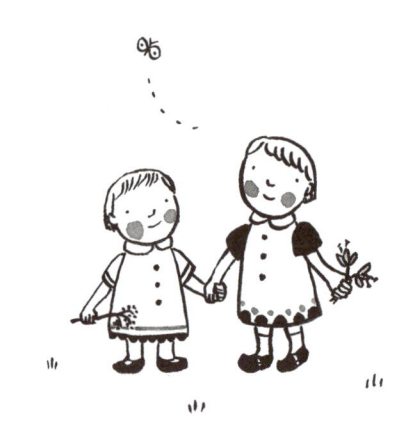

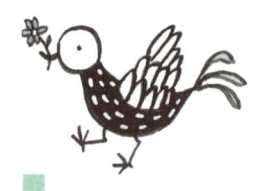

コラム ⑫ "いつもどおりにやる"ということ

「難病奇病を一発診断！」
　私はこんな医師になりたくて内科を志しました．学生時代から時々症例検討会に出ては勉強した気になっていました．その頃の自分にとって，症例検討会は当て物クイズであり，診断が当たるとうれしかったものです．自己流の勉強に行き詰まりを感じていましたが，そのまま時は流れて，国家試験を経て研修医になりました．
　研修病院は総合プロブレム方式を掲げており，よく通っていた症例検討の勉強会に参加していた先輩達が，そこでは上級医でした．その先輩達は"愚直に"病歴をとり，身体所見を決められた書式にのっとってとり，検査所見を解釈し，プロブレムリストを立てるということを繰り返しやっていました．
　"型を与えられること"は非常に有用でした．淡々といつも同じようにやるだけで，自然と力がつくからです．スポーツで言えば，フォームを作ることに似ています．派手なファインプレーよりも着実にあたりまえに処理していくことのほうが大事だと，身をもって知りました．
　飽きっぽくて，派手で目立つことが好きな自分にとっては，この愚直な研修は決して楽しいことばかりではありませんでしたが，今ではとても感謝しています．

V 診断に近づこう

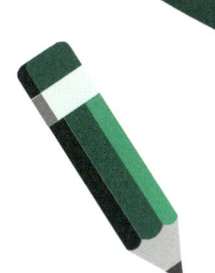

CASE 09 結腸癌手術前に発熱を生じた84歳男性

表09-1 基礎資料

症　例	84歳男性
主　訴	発熱
既往歴	24歳：肺結核
家族歴	父：肺癌，母：大腸癌，義理の姉：肺結核で死亡（詳細不明）
現病歴	元来高血圧で近医通院していた．X−2年2月健康診断結果から泌尿器科に紹介され，前立腺癌と診断された．現在も薬で治療中である．X年3月に経過観察で撮影されたCTで腹水を指摘された．3月末から37℃台の微熱に気づいた．咳・痰はない．精査目的で施行された大腸内視鏡検査でS状結腸癌が発見された．腹水の検査はしていない．この2ヵ月間で家族は痩せたと感じている．5月7日に手術目的で外科に入院したが，入院後39℃の発熱があり，CTで腹水の増加がみられたため，精査目的で5月11日内科に転科となった．
使用薬物	マニジピン，センノシド，ビカルタミド，ゴセレリン1回/月皮下注
過去の資料	X−2年2月採血：PSA 4.63 ng/mL，経直腸的前立腺生検：腺癌

4月1日下部消化管内視鏡：S状結腸に15mm IIa+c型の腫瘍，生検中分化型管状腺癌
X年4月16日：WBC 3,600/μL（Neu 63.6%，Eos 0.0%，Lym 31.4%，Mon 4.4%），Hb 10.2 g/dL，MCV 97.2 fL，Plt 22.0万/μL，TP 8.2 g/dL，Alb 2.9 g/dL，γ-G 2.9 g/dL，CRP 0.67 mg/dL，CEA 3.6 ng/mL，CA19-9 4 U/mL

身体所見

血圧：134/58 mmHg，脈拍：64/分・整，体温：38.6℃，呼吸：16回/分，意識：軽度不穏・見当識障害あり・会話は成立しない・従命不能，頭頸部：結膜貧血なし・強膜黄染なし・口腔内正・甲状腺不触，呼吸音：清，心音：整，腹部：軟・膨隆あり・グル音聴取・血管雑音なし・波動あり・圧痛なし・腫瘤なし，背部：CVA叩打痛なし，四肢：浮腫なし・ばち指なし・チアノーゼなし・冷感なし，神経：失語なし・構語障害なし・瞳孔4 mm同円・対光反射両側迅速・筋萎縮なし・筋トーヌス正・不随意運動なし・項部硬直なし・Kernig徴候なし・腱反射正常

（次頁に続く）

表09-1 の続き

検査所見

検尿：比重 1.009, pH 5.0, 蛋白（−）, 糖（−）, ケトン体（−）, 潜血（±）, WBC 1未満/HPF, RBC 1〜4/HPF, 円柱・結晶（−）
赤沈：75 mm/hr
血算：WBC 2,900/μL (St 34%, Seg 54%, Lym 10%, Eos 1%, Mon 1%, 異型リンパ球なし), Hb 9.1 g/dL, MCV 93.2 fL, Plt 21.3万/μL
生化学：TP 6.4 g/dL, Alb 1.8 g/dL, T-B 0.3 mg/dL, AST 28 IU/L, ALT 9 IU/L, LDH 233 IU/L, ALP 121 IU/dL, γGTP 10 IU/L, BUN 14.7 mg/dL, Cr 1.02 mg/dL, UA 4.1 mg/dL, Na 132 mEq/L, K 3.9 mEq/L, Cl 99 mEq/L, Ca 7.8 mg/dL, Glu 93 mg/dL, CRP 7.92 mg/dL, PSA <0.010 ng/mL
血液培養：入院後4セットすべて陰性
ツベルクリン反応：紅斑・硬結なし
髄液検査：初圧 17 cm, 外観無色透明, 日光微塵なし, 細胞数 ≦1/μL, 蛋白 31 mg/dL, 糖 55 mg/dL, 一般細菌・抗酸菌塗抹・培養陰性
腹水検査：外観黄褐色血性混濁, pH 7.4, 比重 1.035, 蛋白 5.1 g/dL, Alb 1.5 g/dL, LDH 299 IU/L, 糖 97 mg/dL, 細胞数 1,200/μL (Neu 24%, Lym 53%, Mon 20%, 中皮細胞 3%), 細胞診陰性, 抗酸菌塗抹・PCR 陰性
胸部 X 線：肺尖部肥厚, 肺門部石灰化
腹部造影 CT：中等度の腹水あり, 肝・膵・腎・脾・胆嚢・尿管・膀胱・大血管・脊柱に異常を認めない, 腹部リンパ節腫脹なし

プロブレムリストの作成

Dr. 森本 高血圧症, 前立腺癌で治療中に, 約2ヵ月前から腹水を指摘され微熱を自覚し痩せてきて, 腹水が増えてS状結腸癌がみつかり, 切除のために入院したら高熱が出てきたという症例ですね（**表09-1**）. この患者さんの医学的な情報をいつものように重要な情報をリストとして挙げてみましょう.

研太 表09-2 のように挙げてみました.

それでは, これらの情報がいくつの病気に振り分けられるかを意識してプロブレムリストを立ててみて下さい（表 09-3, 09-4）.

＃1から＃3までは2人とも同じですね. ＃4 はともに腹水に関するプロブレム名ですが, 腹水について2人はどう考えていますか.

比較的緩徐な進行で, 微熱, 体重減少は同時期からで, 腹水貯留に随伴していると考えます. 腹水は, serum-ascites albumin gradient (SAAG)* が 0.3 なので門脈圧亢進症による腹水ではないことはわかりますが, あとは…….

咲紀 腹水は高比重・高蛋白・高LDHであり, 細胞数も多く, 滲出性腹水です. 腹水中の白血球が多く, リンパ球優位であることから悪性腫瘍や結核による腹水を疑います. 微熱や体重減少を伴った亜急性の経過で, 低アルブミン血症の進行や高γグロブリン血症の存在からは, 慢性炎症が示唆されます. つまり, 形質細胞から抗体産生を誘導する疾患です. 悪性腫瘍や結核で矛盾しないと思います. 悪性疾患では, 血液腫瘍として悪

表09-2　重要情報のリスト

- 高血圧症
- 前立腺癌
- 腹水
- 微熱
- 体重減少
- S状結腸癌
- 高熱
- 意識変容
- 低アルブミン血症
- 高CRP血症
- 白血球減少（左方移動）
- 貧血

*SAAG ＝血清 Alb －腹水 Alb, SAAG ≧ 1.1g/dL であれば門脈圧亢進が示唆される.

表 09-3

◉ 研太のプロブレムリスト
#1 高血圧症 [X.5.11]
#2 前立腺癌 [X.5.11]
#3 S状結腸癌 [X.5.11]
#4 腹水 [X.5.11]
#5 発熱 [X.5.11]

表 09-4

◉ 咲紀のプロブレムリスト
#1 高血圧症 [X.5.11]
#2 前立腺癌 [X.5.11]
#3 S状結腸癌 [X.5.11]
#4 リンパ球優位性腹水滲出症 [X.5.11]

性リンパ腫が最も考えられます．固形癌で慢性炎症を引き起こすものもありますが，LDH が正常で，造影 CT でも明らかな腫瘍が存在しないこと，腹水細胞診陰性であることから否定的です．もちろん PSA 値からは前立腺癌は寛解していると考えます．また，CT や下部消化管内視鏡検査から S 状結腸癌は早期癌と考えます．いずれの癌も腹膜播種を起こしている可能性は低いです．

　すばらしいですね．今の話から #4 のプロブレム名を考えますが，「腹水」という名前についてはどう思いますか．

　「腹水が溜まった病気」というだけで，先ほどの考察が盛り込まれたものではありません．咲紀さんのプロブレム名は，この病気をよく理解していて，より特異性を持っている気がします．

　そのとおりですね．名はこの病気に対する理解度そのものを表します．リンパ球が優位になっているのは意味がありそうです．また，腹水中の LDH が血清 LDH よりも高くなっています．特に利尿薬のように腹水を濃縮させるものは使用していませんか

ら，腹水中で LDH が産生されていることを意味しています．このような状況を引き起こす病態は炎症と腫瘍です．先ほど咲紀さんが説明したように，癌の腹膜播種の可能性は低いです．つまり，この腹水は炎症で生じたことになり，私ならば「#4 リンパ球性腹膜炎」とプロブレムを立てます．比較的慢性の経過であることから，感染症であれば，起炎菌として特に結核菌を考えます．膠原病では，少しまれですが，ループス腹膜炎を考えます．

　なるほど．

　プロブレムリストの予想される展開はどうですか？

　かなり以前に肺結核に罹患しています．当時の治療状況を考慮すると，やはり結核性腹膜炎が考えられます．

　高齢男性ですから全身性エリテマトーデス（SLE）は考えにくいと思いますけど，抗核抗体，補体価は測定して，否定しておくと良いと思います．

　入院後に高熱が出ましたが，これについてはどうでしょう？

　WBC の左方移動を伴った減少，貧血のさらなる低下，低アルブミン血症，高 CRP 血症は，同じ病態で一元的に説明できるのではないかと思います．また，おそらくこの病気により熱性せん妄が生じているのではないでしょうか．新たな病気と断定できませんが，高熱だし腹水を起こしている病気とは感じが違う気がします．

　そうかしら．高熱の原因が特定できないわけだから，まず腹水貯留とのかかわりを考えるべきだと思います．現時点では特別異なる対処が必要とは思わないので，腹水貯留を生じた一連の病態の中で考察を

行い，別個の病気と確信すればプロブレムを分けることにしたいと思います．

なるほど．発熱性疾患は感染症，免疫異常症，悪性新生物，その他（深部静脈血栓症や副腎不全など）と分けて考えることになりますね．各種培養に異常がなく，画像上も高熱を説明するものは腹水くらいしかない状況です．

「＃5 発熱」として＃4とは別にプロブレムを挙げたということは，この高熱は別個の病気と考えたことになりますね．確かに，腹水と発熱は同じような経過で増悪していますし，各種検査から別個の病気である根拠に乏しいです．また，特別な対処も要さないですから，＃4に関連して考察するのなら，あえて別個にプロブレムを立てなくても良いと思いました．

予想される展開は表09-5のとおりです．

表 09-5

> ◉ 予想されるプロブレムリストの展開
> ＃1 高血圧症
> ＃2 前立腺癌
> ＃3 S状結腸癌
> ＃4 リンパ球性腹膜炎→結核性腹膜炎

入院後経過

後日の結果で，腹水 ADA（アデノシンデアミナーゼ）82.9 IU/L でした．ADA＞38〜40 IU/L では結核性腹膜炎の特異度は95％以上と高いため，HRZE（イソニアジド，リファンピシン，ピラジナミド，エタンブトール）4剤併用療法で開始しました．

治療開始後速やかに 37℃前半まで解熱し，腹水は治療約1ヵ月半で消失したのです．最終的なプロブレムリストは，咲紀さんの予想どおりとなりました．

今回はどのようなプロブレム名が適切かということを掘り下げて考えました．プロブレム名は病気の代表名であり，この病気に生じた病態の理解度を示すものです．よって，そのプロブレム名をみれば，その医師がどの程度病気を理解しているかが一目瞭然なのです．そして列挙したプロブレムリストは，基礎資料をもとに患者さんを考察した思考過程を表すものです．ですから，そのプロブレムリストをみれば，この患者さんに生じた病態を主治医がどのように理解しているかが明確になるのです．

これからは，プロブレム名をもっとよく考えて立てようと思います．特に診断の確定していないプロブレムがある場合，そのプロブレムを深く考察し，最も適したプロブレム名をつけることができるように努力したいと思います．

CASE 10 四肢浮腫，肩関節痛を主訴に来院した75歳男性

表 10-1 基礎資料

症　例	75歳男性
主　訴	四肢浮腫，肩関節痛
既往歴	小児喘息，30歳代に虫垂炎
家族歴	母：出産後に他界，兄弟：なし
生活歴	喫煙20本/日×55年，機会飲酒
職　業	仏花を束ねる仕事
現病歴	近医で高血圧症に対する薬をもらっていた．X年5月中旬，右肩が痛くなり，マッサージを受けた．その3日後から左肩も痛くなり，同時期より手背が腫れた．手背に疼痛や熱感は伴わなかった．しばらくして，足背も同様に腫れた．X年6月10日，知人に連れられて来院し当院入院．両肩は痛みのため挙上できなかった．手のこわばりなし，排尿時痛なし，排尿困難なし，咳嗽なし，喀痰なし，咽頭痛なし，体重減少や発熱の自覚なし．

身体所見

身長：145 cm，体重：40.7 kg，血圧：183/85 mmHg，脈拍：85/分・整，体温：37.9℃，意識：清明，頭頸部：結膜貧血なし・強膜黄染なし・頸部リンパ節腫脹なし・頸部血管雑音なし，呼吸音：異常なし，心音：異常なし，腹部：平坦・軟・圧痛なし・反跳痛なし・打診上鼓音・腹部血管雑音聴取せず・グル音正常，四肢：下腿浮腫両側あり，足背動脈左側のみ触知，両側手背に圧痕性浮腫あり（写真10-1），両肩関節の外転・回外・屈曲・伸展障害あり，四肢関節の所見は図10-1参照，両側上腕と両側大腿にわずかに筋把握痛あり，直腸診：黒色便なし・前立腺弾性硬・表面不整なし

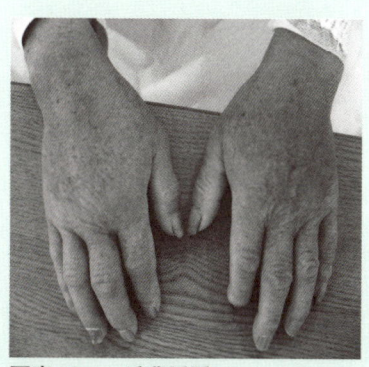

写真10-1　手背浮腫

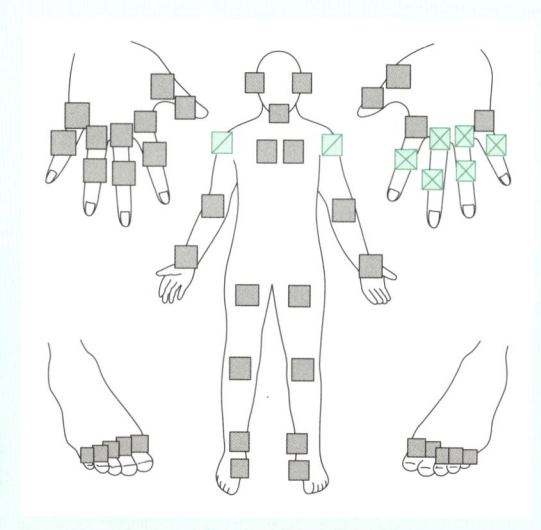

図10-1　圧痛関節◪，圧痛・腫脹関節⊠
■は正常関節

（次頁に続く）

表10-1の続き

検査所見
検尿：色調黄色，混濁（－），比重1.023, pH 5.5, 蛋白（1+），糖（－）, WBC（－），亜硝酸（－），ビリルビン（－），ウロビリノーゲン1.0，ケトン体（－），潜血（－）, RBC 2.3/HPF, WBC 3.3/HPF
赤沈：87 mm/hr
凝固検査：APTT 39.1秒，PT 81%, INR 1.10
血算：WBC 15,110/μL（Seg 87.5%, Mon 4.0%, Lym 8.0%, Eos 0.5%, Bas 0.0%），RBC 401×10⁴/μL, Hb 10.2 g/dL, HCT 32.1%, MCV 80.0 fL, MCH 25.4 pg, MCHC 31.8%, Plt 48.0万/μL

生化学：TP 6.4 g/dL（蛋白分画 α_1-G 5.8%, α_2-G 17.3%, β-G 10.9%, γ-G 18.8%, Alb 47.2%）, Alb 3.0 g/dL, CK 35 IU/L, T-B 0.7 mg/dL, AST 21 IU/L, ALT 31 IU/L, LDH 133 IU/L, ALP 269 IU/L, γGTP 31 IU/L, ChE 176 IU/L, AMY 89 IU/L, Cr 0.95 mg/dL, UA 6.0 mg/dL, BUN 26.6 mg/dL, TG 71 mg/dL, HDL-C 36 mg/dL, LDL-C 88 mg/dL, Na 137 mEq/L, K 4.7 mEq/L, Cl 99 mEq/L, Ca 8.4 mg/dL, IP 3.7 mg/dL, Fe 7 μg/dL, UIBC 173 μg/dL, フェリチン 287.3 ng/mL, Glu 106 mg/dL, HbA1c（NGSP）6.4%, IgG 991 mg/dL, IgA 213 mg/dL, IgM 52 mg/dL, CH50 63.1CH50U/mL, C3 167 mg/dL, C4 27 mg/dL, CRP 10.86 mg/dL, HBsAg（－）, HCVAb（－）, CEA 2.1 ng/mL, CA19-9 6.3 U/mL, SCC 1.3 ng/mL
便潜血：Hb>1,000 ng/mL
胸部X線：CTR 45.58%, 両側CPA sharp, 両側肺尖部にやや胸膜肥厚あり，両側肺動脈幹拡張なし，明らかな斑状影・すりガラス影なし
両肩関節X線：石灰化なし
胸腹部CT：軽度の気腫性肺を認める

プロブレムリストの作成

Dr.森本 まずはいつものように基礎資料（表10-1）から重要な情報を拾ってみましょう．

研太 では挙げてみます．表10-2のようになりました．

咲紀 ちょっと待って．タバコを吸っていて，しかも肺気腫もありそうな人で，Hb 10 g/dL台って異常事態だと思うわ．私なら小球性低色素性貧血を挙げます．

そうですね．いい指摘です．ではこの情報をお互いに関連のあるもの，ないもので仕分けをして，プロブレムリストを作成してみましょう．

肩の痛みや手背・足背の浮腫など，筋骨格に関するグループが挙げられます．特に痛みに伴って発熱や炎症反応の上昇も認めていますので，高CRP血症や血沈亢進もこのグループに入れて良いと思います．また，貧血は，炎症反応が高く，フェリチンも高いので，慢性疾患に伴う貧血かと思います．

Hb陽性便を認めているので，消化管出血も起こしていそうです．

さて，問題点を整理してみましょう．

表10-3のように分類してみました．筋骨格系の症状をひとまとめにしたいけれど，どんな名称をプロブレムにつけましょうか．

表10-2 重要情報のリスト

- 高血圧症
- 肩関節痛
- 手背・足背浮腫
- 発熱
- 上下肢の筋肉痛
- 高CRP血症
- 赤沈亢進症
- 白血球増多症
- Hb陽性便

表10-3 重要情報の仕分け

〈A. 筋骨格に関するグループ〉
手背・足背浮腫，肩関節痛，上下肢の筋肉痛，発熱，白血球増多症，高CRP血症，赤沈亢進症

〈B. 貧血に関するグループ〉
小球性低色素性貧血

〈C. 消化管に関するグループ〉
Hb陽性便

〈D. 血圧に関するグループ〉
高血圧症

― それを考えることが実は病態に近づくことにつながるのです．この患者さんにはどんなことが起こっているのでしょうか．

― 数週間の経過で，おそらくは炎症による四肢末梢の浮腫を伴った対称性関節痛と近位筋の筋痛というふうにまとめることができます．

― この関節の痛みは「関節炎」と言って良さそうですか．

― 関節炎と関節痛を区別することで何か変わるんでしょうか．

― 「関節炎」といったほうがより特異的になり，鑑別するべき疾患が限られてきます．この患者さんでは「関節炎」とまで言い切ることができるでしょうか．

― 炎症の徴候として，発赤，腫脹，熱感，疼痛を伴っていることが典型的です．それらが顕著でなければ，補助的に高CRP血症や赤沈亢進症も役に立ちます．でもこれらは非特異的な所見なので，痛みのある肩か，浮腫のある手のMRIを撮影してみたいですね．そうしないと自信を持って関節炎とは言えないかもしれません．

― この患者さんの手をしっかりと診察し直すと自発痛はなかったのですが，確かに指の左2〜5PIP関節，左3〜4MP関節に圧痛がありました．少し軟部組織と区別がつきにくかったのですが，関節腫脹もわずかにありました．両肩関節にやや熱感と可動域制限があり，関節炎を起こしていると判断しました．

― では，この患者さんの場合は，対称性多関節炎と言えそうですね．時間経過は急性から慢性に移行するくらいの時期でしょうか．プロブレムリストを表10-4のようにします．

貧血は，慢性炎症によると考え，#2の部分症としましたが，Hb陽性便は#2とは別件と考えて，#3をリストに入れました．

― いいでしょう．
ではまず#2について考察していきましょう．関節炎は単関節か多関節かで考えるべき疾患が違います．単関節炎であれば，すぐに診断しなければならないのは化膿性関節炎です．ほかには痛風・偽痛風といった結晶誘発性関節炎が有名ですが，多関節炎の初期も単関節炎から始まります．まさに今回の患者さんも最初は肩関節の片方からでしたね．多関節炎では何と言っても頻度が多いのは関節リウマチです（表10-5）．頻度は低いですが，感染性関節

表10-4

◎ プロブレムリスト
#1 高血圧症 [X. 6.10]
#2 対称性多関節炎 [X. 6.10]
#3 消化管出血 [X. 6.10]

表10-5 多関節炎の鑑別診断

- 感染性関節炎
- 結晶誘発性関節炎
- 自己免疫異常がかかわっていると考えられている関節炎：関節リウマチ・SLE・皮膚筋炎・強皮症・RS3PE症候群・特発性血管炎・強直性脊椎炎・乾癬・炎症性腸疾患・サルコイドーシス・リウマチ熱・腫瘍等による関節炎

表10-6 追加検査の結果

抗核抗体検出せず，RF 4 IU/mL，MPO-ANCA（−），PR3-ANCA（−），抗CCP抗体（−），ASO 99 IU/mL，ASK 320倍，血液培養陰性，ヒトパルボウイルスB19 IgG（＋），IgM（−）
手関節MRI：左2〜5PIP関節，左3〜4MP関節液増量し（**写真10-2a**），関節炎の存在を疑う所見，手根骨間に脂肪抑制T2WIで淡い高信号域を認め，T1WIで手根骨に多発する軟骨下嚢胞あり（**写真10-2b**），炎症性滑膜の存在を示唆する所見

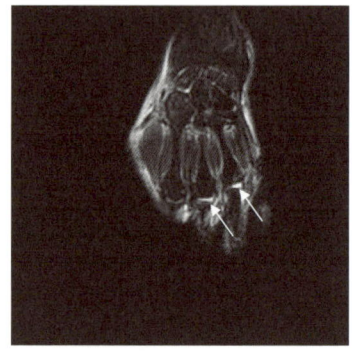

a. T2強調画像

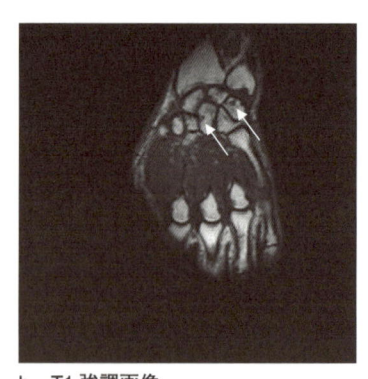

b. T1強調画像
写真10-2 左手関節MRI

炎としては淋菌や感染性心内膜炎が挙がります．性交渉歴，歯科治療歴など必要な問診を追加しつつ，心雑音を再度確認しましょう．もちろん血液培養も採取します．そのほかにもSLEなどの膠原病，ウイルス感染などに伴う関節炎が挙がりますが，SLE，強皮症，皮膚筋炎といった膠原病に合致する他の所見がみられません．痛風・偽痛風などの結晶誘発性関節炎も時に多関節炎をきたしますが，経過が長すぎます．

その後，**表10-6**のような追加検査を行っています．

MRIで炎症性滑膜を認めましたが，血液検査で筋原性酵素の上昇や抗CCP抗体を含めた各種自己抗体，RFの上昇はなく，ほとんどの膠原病で診断基準を満たしません．リウマチ性多発筋痛症は除外診断となりますが，炎症部位が関節であり，はっきりした筋痛がないことから否定的です．

そうですね．ただ，関節リウマチは血液検査だけでは否定も肯定もできず，この患者さんでもその可能性を念頭においておかなければいけません．一関節以上の慢性関節炎（滑膜炎）があり，その他の疾患でないと除外できたときにはじめて関節リウマチと言えます．高齢者の関節リウマチは，時としてこの症例のようにリウマチ因子や抗CCP抗体が陰性のことがあります．では，この患者さんは関節リウマチなのでしょうか．通常のリウマチにはみられない手背・足背の高度浮腫があります．このような疾患を知っていますか．

わかりません．

RS3PE症候群（remitting sero-negative symmetrical synovitis with pitting edema）という疾患名を聞いたことがありますか．

👩 教科書に載っているのはみたことがあるけど……．確か悪性腫瘍と関連性があるときがあるんじゃなかったかしら．

👨 そうですね．RS3PE症候群は，リウマチとは異なる経過や予後をたどる別の疾患概念として，近年，提唱されたものです．悪性腫瘍を合併することが多いと言われています．この患者さんには，#3があり，その精査を行う必要がありました．そこで下部消化管内視鏡検査を行ったところ，直腸Rsに30 mm大のやや陥凹を伴い，一部V_I型 pit pattern を認める腫瘍性病変，周辺はIII_LまたはIII_S型 pit pattern を認め，生検でadenocarcinoma, group 5 でした．

🧑 この場合，#3が#2の発症要因であった可能性が高いので，因果関係や時間的な経過からは本来は#2，#3の順番が逆になるところだったのだろうね．

👨 でも最初から予想することは難しいですね．こういったことは日常臨床ではよくあることです．

その後の経過

#2に対してプレドニゾロン（PSL）10 mg/日で治療開始．関節可動域が改善した一方で，時折発熱を認めたり，関節痛があったりと症状が残存した．#3に対して内視鏡的粘膜下層剝離術（ESD）により直腸癌を切除した後は発熱・関節痛ともに改善したが，しばらくすると発熱や肩関節痛が再燃．ESDの際，切離面に線維化を認め，癌の取り残しが疑われたため，外科で根治術を実施．以後は発熱・関節痛消失．退院となった．

👨 最終プロブレムリストは**表 10-7**のようになりました．RS3PE症候群は，高齢者に多く，比較的急性に発症し，四肢末端主体（手関節や手指関節）の対称性関節炎，四肢末端対称性 pitting edema を生じる疾患です．リウマチ同様に赤沈亢進やCRP上昇を認めますが，リウマチ因子，抗CCP抗体，抗核抗体は通常陰性です．消化器系，前立腺，悪性リンパ腫などの悪性疾患に伴って発症することが多いようです．治療は少量のステロイド（PSL 10〜15 mg/日）が著効するとされています．この患者さんは，悪性腫瘍に関連したRS3PE症候群と考えられますが，その根拠として，ステロイドへの反応性が悪いことや再燃していること，さらに悪性腫瘍をきちんと取りきったらその後の経過が安定したということが挙げられます．

今回は，疾患を想起するのが少し難しかったけれど，患者さんの情報を丁寧に分析することで正しい診断に至ることができます．また，プロブレム一つ一つは別々の病気を表していますが，相互の関係を考えることが正しい診断に至る大切なプロセスであることも学びましたね．

🧑 あんまり出合ったことがない病気でしたけど，丁寧に考えていけば診断につながるんですね．

👩 今までこういうふうに考える習慣がついていなかったので，複雑な症例に出合うと，頭の中がゴチャゴチャになっていました．でも，総合プロブレム方式を使うと，整理して考えることができそうです．

表 10-7

最終プロブレムリスト

- #1 高血圧症 [X.6.10]
- #2 対称性多関節炎 [X.6.10]
  - →RS3PE症候群（#3）[X.6.10]
  - →治癒 [X.10.1]〈済〉
- #3 消化管出血 [X.6.10]
  - →直腸癌 [X.6.30]
  - →治癒 [X.10.1]〈済〉

主治医の役割って，どこかの科にコンサルトして確定診断をつけてもらうことだって考えていたけど，自分で考えて診断につながる道を探していくことなんですね～．

2人とも，随分と情報の整理や分析が上手になりました．患者さんの発する小さな情報にも耳を傾け，患者さんの"全体"に向き合えるような主治医を目指してがんばって下さい．今までの練習で少しずつ思考回路ができあがりつつありますので，これからも総合プロブレム方式を実践しながら，多くの経験を積むようにしていって下さい．

はい，ありがとうございます！

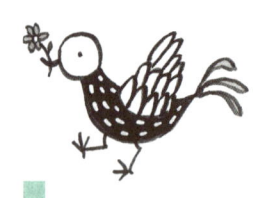

コラム ⑬ 緩和ケア科における総合プロブレム方式の活用

皆さんは緩和ケア科の診療をご覧になったことがあるでしょうか．ここでは全身くまなく病状を理解し，心理・精神状態や家族・社会状況を把握することが不可欠です．

担癌患者（特に終末期）の症状はすべて癌由来，と主治医の思考が滞る場面があります．どのような患者さんに対しても，病状を探求・評価する姿勢が必要です．たとえば，胃癌患者の腰痛がカルシトニン製剤注で軽快した，大腸癌の肺転移患者の呼吸困難が気管支拡張薬や利尿薬で軽快した，肺癌の脳転移患者の嘔気嘔吐が非ステロイド性抗炎症薬（NSAIDs）を中止したら軽快した，などです．

また，人生のたそがれ時をともに過ごし，ありとあらゆる症状，希望，つらさに向き合うことが要求されます．まさに主治医機能が最も求められるセッティングの一つです．患者さんの変化は非常に早く，病状を深く適切に理解していないと，患者さん，家族への説明や方針に齟齬をきたします．病態を深めて考えるのと同じように心理状況の理解を深めることが必須です．

緩和医療においても，今後generalistの能力と機能がますます求められます．一方緩和医療からは，患者さんと家族に寄り添った医療がここまでできるのだ，と医療界全体に発信していくことが求められるでしょう．

索 引

あ
悪性リンパ腫　54
アセスメント＆プラン　14

い
息切れ　27, 37
移行（プロブレムの）　17
一般状態　15

う
疑い（疾患の）　10
うっ血性心不全　39, 60
運動性嚥下障害の鑑別診断　44

え・お
嚥下障害　42, 43
オーダリング　14

か
外来要約（サマリー）　21
喀痰のグラム染色　30
拡張障害　40
過去の資料　7
肩関節痛　73
関節炎　48, 75
関節リウマチ　75

き
既往　10
基礎資料　7
　　──の仕分け　13
急性咽頭炎　9
莢膜　49
巨大脾腫　53
起立性低血圧　59

け
経過記録　15
　　──と段階的構造　16
　　──の記号の意味　16
継続性（プロブレムリストの）　22
血液ガス所見　29
結核性腹膜炎　72
血管透過性亢進　39
ケトーシス　34
原因の特定（プロブレムの）　17

こ
高 ALT 血症　11
口渇　32
高カルシウム血症　49
高γグロブリン血症　49
高血圧症　38
後索障害　65
膠質浸透圧低下　39
硬膜外膿瘍　67
誤嚥性肺炎　43

さ
最重要プロブレム　16
暫定番号　17

し
シェロングテスト　59
四肢浮腫　73
膝痛と発熱　47
失恋　11
脂肪肝　34
社会・心理的問題　10, 11
終了（プロブレムの）　17
主治医　3, 22
　　──の働き　4
腫瘍出血　67
小球性低色素性貧血　74
静水圧上昇　39
小プロブレム　18
除外（鑑別疾患の）　10

し（続）
診断計画（Dx）　14
進展（プロブレムの）　17
心不全　58
　　──の病態　61

せ
生理機能的状態　41
清涼飲料水ケトーシス（ペットボトル症候群）　35
脊髄硬膜外血腫　67
脊髄断面　65
説明計画（Ex）　14
鮮血便　53
全身倦怠感　32
全身性浮腫　37
前脊髄動脈症候群　67

そ
臓器別診療　3
総合プロブレム方式　4
　　──の基本構造　4

た
退院後の計画　21
退院時要約（サマリー）　20
退院処方　21
多関節炎　75
多発性骨髄腫　49
単関節炎　75
単純性脂肪肝　34

ち
治癒（プロブレムの）　17
直腸癌　55, 77
治療計画（Tx）　14

て
訂正（プロブレムの）　17
低ナトリウム血症　33
デカルト　21

鉄欠乏性貧血　59, 60
展開（プロブレムの）　16

と

糖尿病　28, 38
糖尿病多発ニューロパチー　39
糖尿病網膜症　38
動脈解離性梗塞　66
登録日　12
取消し（プロブレムの）　17

な・に

内痔核　53, 58
入院時要約（サマリー）　13
認識の深化（プロブレムの）　17

は

肺炎　28
肺炎球菌　50
肺気腫症　28
肺結節　10

ひ

非アルコール性脂肪肝炎　34
引き継ぎ（プロブレムリストの）　22
脾腫　54
日付　12
びまん性大細胞型B細胞リンパ腫　55

病理形態的疾患　41
病歴　7
ピロリ菌　63
貧血　57, 58

ふ

腹水　69, 70
腹部膨満感　52
ブラウン・セカール症候群　65
　　──の原因　66
プロブレム　10
　　──のナンバー　12
　　──の命名　10
プロブレムリスト　12
　　──への登録　12
分割（問題の）　21

へ

ペットボトル症候群（清涼飲料水ケトーシス）　35
変形性膝関節症　38
ベンゾジアゼピン中毒　11

ほ

包含（プロブレムの）　17
膀胱癌　28
補正Na濃度　33

め・も

メモ書き　8, 22

門脈圧亢進症　70

り

両下肢のしびれ　64
リンパ球性腹膜炎　71

る・わ

ループス腹膜炎　71
ワレンベルグ症候群　44

欧文

Brown-Séquard 症候群　65
　　──の原因　66
Descartes　21
Dx　14
Ex　14
M蛋白血症　50
NASH　34, 35
problem oriented system (POS)　5, 15
R/O　10
RS3PE 症候群　76
S状結腸癌　70
Schellong テスト　59
serum-ascites albumin gradient (SAAG)　70
S/O　10
SOAP　15
Tx　14
Wallenberg 症候群　44

内科学研鑽会代表者略歴

大友 宣 （おおとも せん）

1990〜1995年	信州大学理学部物理学科．デカルト的世界に浸かり，その威力とその限界を考察する
2001年	北海道大学医学部5年生の時に栗本秀彦著『正しい診療への合理的アプローチ』（文光堂）を読み，総合プロブレム方式に出合う．これこそ主治医になる方法だと感じる
2002年3月	北海道大学医学部卒業
2002年5月	聖隷三方原病院に就職
2003年4月	はじめて内科学研鑽会の臨床病理検討会へ出席し症例報告する．総合プロブレム方式こそ内科学の王道の方法だと感じる
2003年	総合診療内科で三澤健太郎医師の指導の下，総合プロブレム方式について学ぶ．総合プロブレム方式を訳も分からず実践してみて，その威力を実感する
2004年5月〜2006年4月	地域医療振興協会勤務．総合プロブレム方式を初期研修医と実践する．（ピンと来るヤツは少ないが必ずいる！）
2006年4月〜	内科学研鑽会幹事
2006年5月〜	衣笠病院内科
2008年4月〜	内科学研鑽会代表

©2013

第7刷　2020年7月20日
第2刷　2013年2月16日
第1版発行　2013年1月18日

カルテはこう書け！
目からウロコ「総合プロブレム方式」

（定価はカバーに表示してあります）

検印省略

編　集　内科学研鑽会
発行者　林　峰子
発行所　株式会社 新興医学出版社
〒113-0033　東京都文京区本郷6丁目26番8号
電話　03(3816)2853　FAX　03(3816)2895

印刷　三報社印刷株式会社　ISBN978-4-88002-737-1　郵便振替　00120-8-191625

- 本書の複製権・翻訳権・上映権・譲渡権・公衆送信権（送信可能化権を含む）は株式会社新興医学出版社が保有します．
- 本書を無断で複製する行為（コピー，スキャン，デジタルデータ化など）は，著作権法上での限られた例外（「私的使用のための複製」など）を除き禁じられています．研究活動，診療を含み業務上使用する目的で上記の行為を行うことは大学，病院，企業などにおける内部的な利用であっても，私的使用には該当せず，違法です．また，私的使用のためであっても，代行業者等の第三者に依頼して上記の行為を行うことは違法となります．
- JCOPY〈出版者著作権管理機構 委託出版物〉
本書の無断複製は著作権法上での例外を除き禁じられています．複製される場合は，そのつど事前に，出版者著作権管理機構（電話 03-5244-5088, FAX 03-5244-5089, e-mail：info@jcopy.or.jp）の許諾を得てください．

新刊書・好評書

神経内科ケース・スタディー
―病変部位決定の仕方―

著＝黒田　康夫（佐賀大学内科教授）

●A5判　124頁　図表85　定価3,150円（本体3,000円＋税5％）

●研修医必読！　●学生の試験対策にも最適！　●頭の体操としてベテランの先生方に！
●さらに、PT、OT、STの方々にもお勧め！　読み終われば知識が整理され、一段進んだ診療が可能に!!

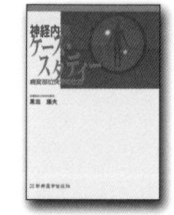

Q&Aとイラストで学ぶ 神経内科
大好評

これだけは知っておきたい神経症候の発症機序

著＝黒田　康夫（佐賀大学内科教授）

●A5判　124頁　図表48　定価3,150円（本体3,000円＋税5％）

主要目次　視力・視野障害／瞳孔異常／眼球運動障害／顔面神経麻痺／顔面の感覚異常／聴力障害、めまい／発語障害（失語、構音障害）／意識障害／高次脳機能障害（痴呆、失行、失認）／頭痛／運動障害／感覚障害／脊髄・末梢神経・筋肉障害／大脳基底核障害／小脳障害／脳循環障害

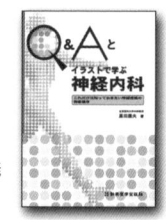

研修医のための神経内科診療

編著＝阿部　康二（岡山大学脳神経内科学教授）

●B5判　290頁　定価5,775円（本体5,500円＋税5％）　[ISBN978-4-88002-700-5]

日々臨床現場で神経疾患患者を診療している初期研修医・後期研修医の皆さんが、実際に本書を片手にすぐ診断や検査、処置に興味をもって臨めるようにという配慮のもとで、全国的にご活躍中の先生方にわかりやすく解説をしていただきました。

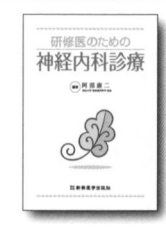

研修医のための精神科診療の実際

編著＝西村　良二（福岡大学教授）

●B5判　117頁　定価3,150円（本体3,000円＋税5％）

本書は、精神科臨床の実践的な手引き書となっており、病棟や救急外来で遭遇する疾患を呈示し、おのおのの状態に合わせた精神科的対応の仕方や知識、診断・治療を解説。また最新の薬物療法や精神療法に重要な面接技術、デイケアや作業療法などのコメディカルスタッフとのチーム医療の役割をくわしく解説。

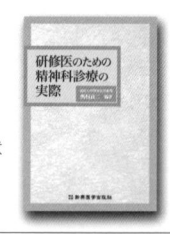

マンガで学ぶうつ病治療記
中学生宇津成人くんと高校生尻沢美香さんの場合

著＝松下　裕貴・他

●A5判　119頁　定価1,050円（本体1,000円＋税5％）

中・高校生に対するうつ病教育を目的とした書。マンガを使って、うつ病をわかりやすく解説。自分や友達、家族がもしうつ病になったらどのようにしたらよいのか、具体的に説明します。また、生徒本人だけでなく、家族や教師にもわかるように、マンガ以外の解説も充実させました。

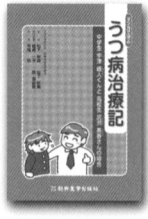

最新抗菌薬療法マニュアル

編著＝渡辺　彰（東北大学教授）

●B5判　140頁　定価3,675円（本体3,500円＋税5％）

種類が多く使い分けが難しい抗菌薬。特に治療面では整理・理解して適正かつ効果的に抗菌薬を使用することが重要である。感染症への対策、治療の重要性が改めて問われる今、抗菌薬療法を実施する際に手元に持っておきたい参考書として、ぜひお勧めしたい一冊である。

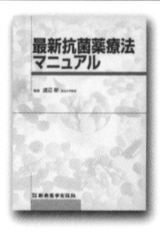

株式会社　新興医学出版社　〒113-0033　東京都文京区本郷6-26-8
TEL. 03-3816-2853　FAX. 03-3816-2895
http://www.shinkoh-igaku.jp
e-mail: info@shinkoh-igaku.jp

新刊書・好評書

プライマリケア医の認知症診療入門セミナー

編著=小阪 憲司（横浜市立大学名誉教授）
● A5判　240頁　定価3,150円（本体3,000円+税5％）

本書では、主にアルツハイマー型認知症、レビー小体型認知症、血管性認知症、前頭側頭型認知症に焦点を当て、全23例の認知症症例を呈示。それぞれの専門の医師が日頃の診療に役立つ診断、治療の重要ポイントをQ&A形式で解説しています。

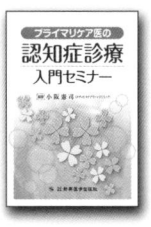

こうして乗り切る、切り抜ける 認知症ケア

編著=朝田 隆・吉岡 充・木之下 徹
● A5判　204頁　定価1,785円（本体1,700円+税5％）

認知症ケアの場で経験しがちな「これは困った」「キレそうだ」という場面を選び出し、家族介護者、さまざまな介護職、そして認知症専門病院のスタッフという3つの異なる立場の方々との話し合いを重ねました。それぞれの実体験をもとに現実に役立つ具体的な対応方法を皆で練り直し、ご経験や案をわかりやすい文章にまとめてみました。

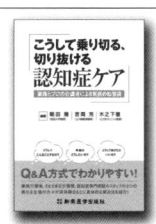

認知症のスピリチュアルケア
こころのワークブック

原著=エリザベス・マッキンレー、コリン・トレヴィット
監修=遠藤 英俊・永田久美子・木之下 徹／翻訳=馬籠久美子
● B5判　104頁　定価2,100円（本体2,000円+税5％）

「してもらう-してあげるケア」から「ともに歩むケア」への変革
エリザベス・マッキンレー、看護師で牧師である。彼女はただただクリスティーンの話に耳を傾け、「私はなくならない。私は私になっていく」とクリスティーン自身が希望を見出すまで旅路をともに歩んだ。そしてその「旅路の歩み方」を、誰でも使える方法にまとめあげる研究を行い、実地に試し、世に問うた。

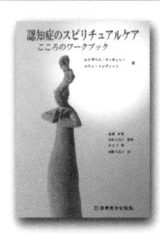

認知症の薬物療法

編著=朝田 隆（筑波大学教授）、木之下 徹（こだまクリニック院長）
● B6判　119頁　定価2,625円（本体2,500円+税5％）

認知症の治療にあたる医師は何を求めるでしょうか？　この考えに立って編集されたのが本書です。なにより個々の薬の特性を知って、目の前の患者さんの病態・症状に最も望ましいと考えられる薬剤を選びたいと考えられるはずです。本書はこのような立場を基本として、「すぐに役立つ」をモットーに執筆されました。

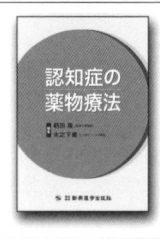

頸動脈エコー法の臨床
── 撮り方と読み方 ──

編集=山崎 義光（大阪大学先端科学イノベーションセンター招聘教授）
● B5判　144頁　定価4,410円（本体4,200円+税5％）

頸動脈エコー検査実施上で必要な検査手技、計測方法、頸動脈エコー所見の意義などを、実際にこの検査を行う医師や検査技師向けに詳細に解説し、あすからの検査に活かしていただくべく、編集したものである。

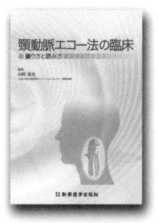

【医療従事者のための】
災害対応アプローチガイド

著=佐々木 勝（東京都立広尾病院院長）
● B5判　200頁　定価4,725円（本体4,500円+税5％）

災害時における実践的な医療救護活動を実現するために読んでおきたい災害対応の入門書。災害医療関係者だけではなく、災害対応に関わるすべての医療従事者にぜひご一読をおすすめします。

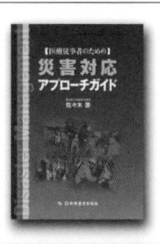

株式会社 新興医学出版社　〒113-0033　東京都文京区本郷6-26-8　TEL. 03-3816-2853　FAX. 03-3816-2895
http://www.shinkoh-igaku.jp　e-mail: info@shinkoh-igaku.jp

西洋医のための漢方 大ヒットシリーズのご案内

鉄則 モダン・カンポウ
本当に今日からわかる漢方薬シリーズ①
モダン・カンポウのよりよい使い方の知恵を鉄則としてまとめました

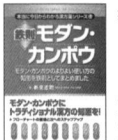

著 新見正則
（帝京大学医学部外科准教授）
A5判 183ページ
定価3,150円
ISBN 978-4-88002-837-8

モダン・カンポウにトラディショナル漢方の知恵を！ あのフローチャートでリラックスしてカンポウを処方し、カンポウの魅力に気づいた先生方へのステップアップ第一弾！

本当に明日から使える漢方薬
7時間速習入門コース

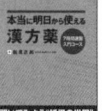

著 新見正則
（帝京大学医学部外科准教授）
B5判 162ページ
定価4,200円
（生薬・処方のカラー解説付）
ISBN 978-4-88002-706-7

「わかりやすくて実践的」「最先端医療でもどうにもならない患者さんに効果があった」と全国の医師に大人気のセミナーを書籍化。本書でモダン・カンポウの一通りを学べます。

簡単 モダン・カンポウ
本当に明日から使える漢方薬③
効率的に勉強する、画期的かつまったく新しい漢方勉強メソッド

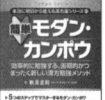

著 新見正則
（帝京大学医学部外科准教授）
A5判 139ページ
定価2,835円
ISBN 978-4-88002-824-8

西洋医のためのモダン・カンポウ！
トラディショナル漢方とはまったく違う考え方がベースになっています。
初めての先生にまずは本書をおススメします！

症例 モダン・カンポウ
本当に今日からわかる漢方薬シリーズ②
ウロウロしながら処方して腑に落ちました

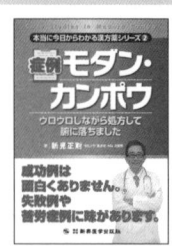

著 新見正則
（帝京大学医学部外科准教授）
A5判 222ページ
定価3,990円
ISBN 978-4-88002-838-5

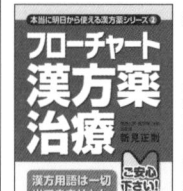

最新刊
200ケースを大公開！

成功例は面白くありません。
失敗例や苦労症例に味があります。

おもな内容
1. プロローグ 2. 漢方がある外来光景 3. 副作用 4. 呼吸器
5. 消化器 6. 循環器 7. 泌尿器 8. 精神神経 9. 運動器
10. 婦人科 11. 耳鼻科 12. 皮膚科 13. 高齢者 14. 子供
15. その他の疾患・症状 16. 昔の知恵 17. 不思議

フローチャート漢方薬治療
本当に明日から使える漢方薬②

著 新見正則
（帝京大学医学部外科准教授）
A6判 216ページ
定価1,995円
ISBN 978-4-88002-823-1

こんな本が欲しかった！

漢方理論も用語も一切なし！実臨床で即に役立つ！読者の先生方から大好評書籍です。アプリには掲載されていない処方のヒントが満載です。

あの、「フローチャート漢方薬治療」がiPhoneアプリになった!!

● iPhoneアプリ 定価（2800円）

主な機能・症状で探す／・漢方薬あいうえお順*／・漢方薬番号順*／・漢方薬の構成生薬解説（保険適用病名付・写真付）*／・生薬解説（写真付）*／・生薬含有量順漢方薬一覧*／・生薬の有無による検索機能付*

*アプリ版追加機能です。

じゃぁ、死にますか？
リラックス外来トーク術

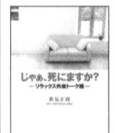

著 新見正則
（帝京大学医学部外科准教授）
A5判変形 170ページ
定価1,890円
ISBN 978-4-88002-827-9

じゃぁ、そろそろ運動しませんか？
西洋医学と漢方の限界に気がつき、トライアスロンに挑戦した外科医の物語

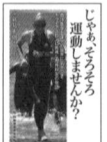

著 新見正則
（帝京大学医学部外科准教授）
A5判変形 182ページ
定価1,470円
ISBN 978-4-88002-831-6

じゃぁ、そろそろ減量しませんか？
正しい肥満解消大作戦

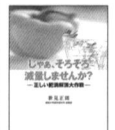

著 新見正則
（帝京大学医学部外科准教授）
A5変型判 145ページ
定価1,785円
ISBN 978-4-88002-833-0

株式会社 新興医学出版社
〒113-0033　東京都文京区本郷6-26-8
TEL. 03-3816-2853　FAX. 03-3816-2895
http://www.shinkoh-igaku.jp
e-mail: info@shinkoh-igaku.jp

● 定価はすべて消費税5％込みとなっています。